IMPRESSUM

1. Auflage 2016
Herausgeber: Simon Höcky
Produktmanagement: Anna Lena Reinelt
Redaktion: Ulrich Fricke (v.i.S.d.P.), Volkmar Michler, Günter Stein (v.i.S.d.P.), Astrid Schobert, Andrea Pütz, Prof. (DHfPG) Dr. Thomas Wessinghage, Beate Rossbach (v.i.S.d.P.)
Satz & Layout: BrunisArt.de
Bildnachweis: 123RF.com, fotolia.de
Druck: Druckmüller GmbH
Printed in Germany.
ISBN: 978-3-95443-085-7

Haftungsausschluss:
Alle Beiträge wurden mit Sorgfalt recherchiert und überprüft. Dennoch erfolgen alle Angaben ohne Gewähr. Weder der Autor noch der Verlag können für die Angaben in diesem Buch eine Haftung übernehmen. Die hier veröffentlichten Gesundheitsinformationen und Tipps können eine ärztliche Beratung und Betreuung nicht ersetzen.

Liebe Leserin, lieber Leser!

Das Thema Schlaganfall hat Sie bisher nicht besonders beschäftigt – bis zu dem Zeitpunkt, als Ihre gute Freundin „wie aus heiterem Himmel“ einen Schlaganfall erleidet. Noch Monate später hat sie Schwierigkeiten, ihren rechten Arm zu benutzen, und bringt nur wenige Worte heraus. Durch das Schicksal Ihrer Freundin wird Ihnen plötzlich bewusst, welche Folgen ein Schlaganfall haben kann.

Schlaganfälle sind in Deutschland die dritthäufigste Todesursache. Dabei platzt oder verstopft ein Blutgefäß im Gehirn und schon nach wenigen Minuten sterben die ersten Zellen ab. Doch ist das wirklich so, dass ein Schlaganfall einen vollkommen ohne Anzeichen trifft? Nein. Das sagen auch die meisten Betroffenen hinterher. Die Alarmsignale waren alle da, nur wahrnehmen wollte sie keiner.

Die Kenntnis über die Anzeichen und Symptome kann also im Fall eines Schlaganfalls entscheidend sein für die Überlebenschancen und das Risiko bleibender Behinderungen.

Diese Broschüre zeigt Ihnen auf den folgenden Seiten, wie Sie die Symptome eines Schlaganfalls erkennen und was im Notfall zu tun ist. Zudem klärt sie darüber auf, wo Ihre persönlichen Risiken liegen, sensibilisiert Sie für die unmissverständlichen Alarmsignale Ihres Körpers und zeigt Ihnen, wie Sie mit einer gesunden Lebensweise, Vitalstoffen und Naturheilverfahren gezielt dagegen vorgehen. Denn: Sie selbst haben es in der Hand, Ihr Risiko für einen Schlaganfall zu minimieren!

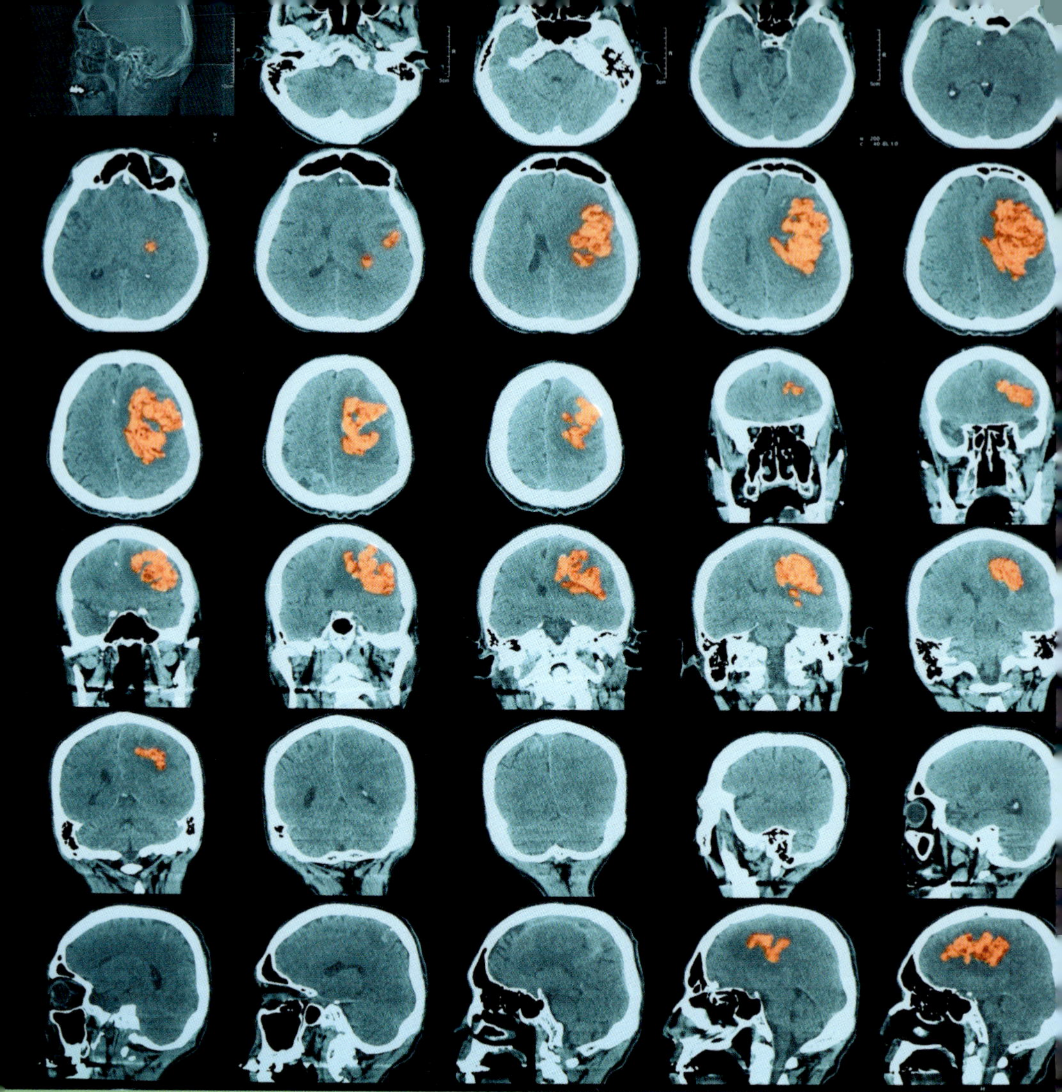

Was Sie über einen Schlaganfall wissen sollten

Ärzte und Gesundheitsexperten stehen vor einem Rätsel: Trotz aller Kampagnen zur Vorbeugung und Früherkennung von Schlaganfällen sinken die Erkrankungszahlen in Deutschland kaum. Jährlich erleiden etwa 270.000 Menschen einen Schlaganfall. Ein Drittel der Betroffenen stirbt in den ersten 30 Tagen danach. Damit ist der Schlaganfall nach dem Herzinfarkt und bösartigen Tumoren die dritthäufigste Todesursache. Etwa 30 % der Patienten, die einen Schlaganfall erleiden, behalten mehr oder weniger starke Behinderungen zurück. In Deutschland leben derzeit rund 800.000 Menschen, die an den gesundheitlichen Folgen eines Schlaganfalls leiden. Und das Risiko, einen Schlaganfall zu erleiden, steigt mit dem Lebensalter kontinuierlich an. Von 1.000 Menschen im Alter zwischen 70 und 80 Jahren haben etwa 80 bereits einen Schlaganfall erlitten.

Ein Schlaganfall tritt dann auf, wenn sich die Blutzufuhr zu Teilen Ihres Gehirns plötzlich ändert. Entweder wird Ihr Hirngewebe nicht mehr ausreichend mit Sauerstoff und Nährstoffen versorgt oder es dringt Blut in das umliegende Gewebe ein. Das kann dazu führen, dass Gehirnzellen schnell absterben oder stark geschädigt werden. Jede vom Gehirn abhängige Funktion kann hierdurch vorübergehend oder dauerhaft betroffen sein.

Die Anzeichen und Symptome eines Schlaganfalls – dazu gehören zum Beispiel Schwierigkeiten beim Gehen, Sprechen, Sehen, Verstehen, Bewegen einer Körperseite – treten plötzlich auf. Sie können dauerhaft sein oder in einigen Fällen nur kurz auftreten und dann wieder verschwinden. Der Erfolg der Behandlung hängt in der Regel davon ab, wie schnell Sie nach einem Schlaganfall medizinisch versorgt werden. Denn auch das wirksamste Medikament muss innerhalb weniger Stunden nach einem Schlaganfall verabreicht werden. Gerade weil jede Minute zählt, müssen die Ärzte vor Beginn der Behandlung sicher sein, was Ihren Schlaganfall verursacht hat.

Die Notfallbehandlung ist nicht die einzige Maßnahme gegen einen Schlaganfall. Wenn Sie die wichtigsten Risikofaktoren kennen und einen gesunden Lebensstil führen, der die Schlaganfall-Risiken begrenzt oder ausschließt, können Sie einen Schlaganfall von vornherein vermeiden.

Was passiert eigentlich bei einem Schlaganfall?

Es gibt zwei Möglichkeiten, wie ein Schlaganfall entstehen kann:

- **Ischämischer Schlaganfall**
  In 85 % der Fälle verstopft oder blockiert ein Blutgefäß im Gehirn (von Ischämie = Verschluss).
- **Hämorrhagischer Schlaganfall**
  In 15 % der Fälle platzt ein Gefäß im Gehirn (Hirnblutung; von Hämorrhagie = Blutung).

Das hat zur Folge, dass ein Bereich des Gehirns nicht mehr richtig durchblutet wird und von der Nähr- und Sauerstoffversorgung abgeschnitten ist. Innerhalb weniger Minuten beginnen die Gehirnzellen abzusterben.

So entsteht ein Schlaganfall

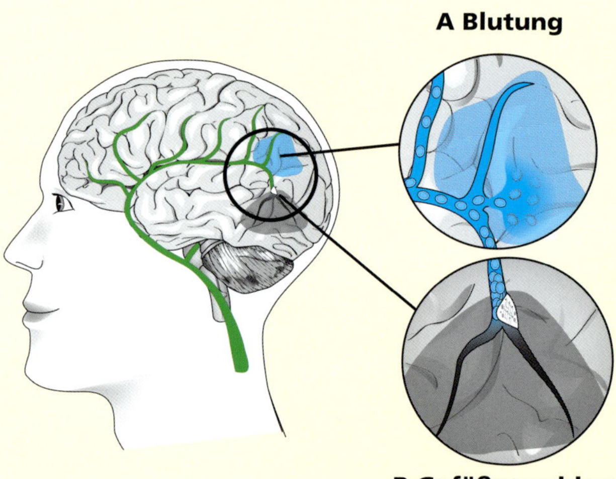

Bei einem Schlaganfall werden größere Teile des Gehirns plötzlich von der Blutversorgung abgeschnitten. In 15 % der Fälle ist eine Hirnblutung durch ein aufgeplatztes Gefäß die Ursache (A). Meistens (zu 85 %) handelt es sich jedoch um einen Gefäßverschluss (B).

Bei **ischämischen Schlaganfällen** werden im Wesentlichen zwei Ursachen unterschieden, die für einen Gefäßverschluss im Gehirn verantwortlich sind:

- **Thrombotischer Schlaganfall**
  Diese Art von Schlaganfall tritt auf, wenn sich in einer der Arterien, die Ihr Gehirn mit Blut versorgen, ein Blutgerinnsel bildet (Thrombus). Ein Blutgerinnsel bildet sich in den Bereichen, die durch Arteriosklerose („Arterienverkalkung") geschädigt sind – eine Erkrankung, bei der Ihre Arterien durch fetthaltige Ablagerungen (Plaques) verstopft sind.

- **Embolischer Schlaganfall**
  Ein embolischer Schlaganfall tritt auf, wenn sich ein Teil von einem Blutgerinnsel löst und über die größeren Arterien in die feineren Blutgefäße im Gehirn gelangt. Das Blutgerinnsel (Embolus) entwickelt sich typischerweise in einer Herzkammer und wird häufig durch einen unregelmäßigen Herzschlag in den Vorhöfen des Herzens (Vorhofflimmern) verursacht. Diese Rhythmusstörung kann zu Blutturbulenzen im Herzen und zur Bildung von Blutgerinnseln führen, die in andere Bereiche wandern.

Hämorrhagische Schlaganfälle sind seltener als ischämische, allerdings ebenso schwerwiegend. Denn es platzen meist Gefäße auf, die durch Arteriosklerose oder angeborene Fehlbildungen (Aneurysmen) vorgeschädigt waren, wodurch es zu Hirnblutungen kommt. Die zwei Hauptkategorien hämorrhagischer Schlaganfälle sind:

- **Intrazerebrale Blutung**
  Diese Form des Schlaganfalls tritt auf, wenn ein Blutgefäß im Gehirn reißt und Blut in das umliegende Hirngewebe eindringt. Das hat zur Folge, dass die Blutversorgung der Gehirnzellen um die durchlässige oder eingerissene Stelle herum stockt, wodurch die Zellen ebenfalls geschädigt werden. Die Hauptursache hierfür ist ein zu hoher Blutdruck (Hypertonie). Der konstant hohe Druck schwächt die kleinen Arterien und macht sie anfälliger für Risse.

- **Subarachnoidalblutung**
  Bei dieser Form des Schlaganfalls kommt es zu einer Blutung zwischen dem Gehirn und der Schädeldecke. Häufig wird dies durch eine Ausweitung oder eine sackförmige Ausbuchtung einer geschwächten Arterienwand verursacht, die einreißt. Dies wird als Aneurysma bezeichnet.

Warum Sie eine TIA unbedingt ernst nehmen sollten

Eine transitorisch-ischämische Attacke (TIA) – manchmal auch als Mini-Schlaganfall bezeichnet – ist eine kurze Phase von nur wenigen Minuten, die mit ähnlichen Symptomen wie bei einem Schlaganfall einhergeht. Die TIA ist vergleichbar mit einem ischämischen Schlaganfall, weil sie am häufigsten auftritt, wenn sich ein Gerinnsel oder ein kleines Stück Plaque in einer verengten Arterie festsetzt und den Blutfluss zum Gehirn teilweise blockiert. Allerdings hinterlässt eine TIA keine dauerhaften Symptome, weil die Blockade nur vorübergehend ist.

In den aktuellen ärztlichen Leitlinien der Deutschen Gesellschaft für Kardiologie wird eine Unterscheidung zwischen TIA und einem „vollendeten" Schlaganfall allerdings nicht mehr vorgenommen, denn sie hat sich in der Praxis als nicht sinnvoll erwiesen: Sowohl die Symptome als auch die Ursachen sind im Prinzip dieselben.

Für Sie als Patient bedeutet das, dass Sie eine TIA genauso ernst nehmen müssen wie einen „echten" Schlaganfall. Denn etwa jedem dritten schweren Schlaganfall geht eine leichtere Attacke voraus, und so ist das Risiko sehr hoch, dass es in den nächsten Tagen und Wochen zu einem schwereren Ereignis kommt. Ignorieren Sie also solche vorübergehenden Ausfallerscheinungen keinesfalls.

Risikofaktoren für einen Schlaganfall

Es gibt hauptsächlich vier Faktoren, die Ihr Schlaganfallrisiko erhöhen:

1. Arteriosklerose

Die meisten Schlaganfälle lassen sich auf eine Arteriosklerose (geschädigte Blutgefäße) zurückführen. Diese wird vor allem durch Bluthochdruck (Hypertonie) oder Rauchen gefördert. Auch wenn bei Hypertonikern das Schlaganfallrisiko um das Drei- bis Vierfache erhöht ist, ist Bluthochdruck gleichzeitig der am stärksten kontrollierbare Risikofaktor. Durch konsequente Blutdrucksenkung reduzieren Sie Ihr Schlaganfallrisiko um stolze 40 %!

Wichtig ist die tägliche Selbstmessung, um den Blutdruck zu überwachen. Das geht mit automatischen Messgeräten ganz bequem zu Hause. Dabei sollten Sie beachten, dass Sie den Zielwert von 140/90 mmHg nicht überschreiten. Vor allem den Arteriosklerose-Risiken können Sie durch eine gesunde Lebensweise gezielt vorbeugen (mehr dazu ab Seite 16).

2. Vorhofflimmern

Vermutlich haben Sie das eine oder andere Mal schon erlebt, dass Ihr Herz höher schlägt, es rast oder Sie ein Flattern in der Brust spüren. Ein gelegentliches Herzklopfen ist auch nicht weiter problematisch. Wenn Sie jedoch häufiger einen unregelmäßigen Herzschlag feststellen, haben Sie möglicherweise eine Herzrhythmusstörung, die man als Vorhofflimmern bezeichnet. Bei knapp ⅓ aller Patienten über 70 Jahren geht ein ischämischer Schlaganfall auf ein Vorhofflimmern zurück, bei den über 75-Jährigen ist dies sogar die führende Schlaganfallursache.

Da Vorhofflimmern oft unbemerkt bleibt, sollten Sie Ihren Herzrhythmus regelmäßig per EKG (Elektrokardiogramm) untersuchen lassen.

3. Migräne

Eine zusammenfassende Auswertung von 25 Studien der Harvard-Universität in Boston/USA ergab im Jahr 2009, dass auch Personen, die häufig an Migräneattacken leiden, die mit einer so genannten Aura verbunden sind (meistens Sehstörungen), ein doppelt so hohes Risiko für Schlaganfälle haben.

Versuchen Sie daher als Migräne-Patient, alle anderen bekannten Risikofaktoren konsequent zu vermeiden.

4. Offene Herzscheidewand

Dabei sind die linke und die rechte Herzkammer nicht vollständig voneinander getrennt. Die Folge: Blutgerinnsel, die in den Venen relativ häufig entstehen, werden mit dem venösen Blut in die rechte Herzkammer gespült, treten dann über die Öffnung in die linke Kammer ein und gelangen von dort über das Kreislaufsystem sofort ins Gehirn. Weniger eindeutig sind dagegen die Auswirkungen eines hohen Cholesterinspiegels auf Ihr Schlaganfallrisiko. Eine große Studie der Universität Kopenhagen aus dem Jahr 2011 lässt berechtigte Zweifel daran aufkommen. Dort werden fast 14.000 Männer und Frauen seit nunmehr 33 Jahren beobachtet. Eine aktuelle Auswertung ergab, dass das Schlaganfallrisiko erst mit sehr hohen Werten für das schädliche LDL-Cholesterin ansteigt (etwa ab 350 mg/dl). Die Normalwerte für dieses Blutfett liegen zwischen 70 und 180 mg/dl.

Dieser Risikofaktor sollte vor allem durch eine konsequente medizinische Behandlung entschärft werden.

Wichtiger als das Cholesterin war in der Kopenhagener Studie eindeutig der Wert für die Neutralfette (Triglyceride). Schon ab einem Blutwert von 90 mg/dl (der deutlich unterhalb des heute üblichen Grenzwerts von 150 mg/dl liegt) begann die Schlaganfallgefahr zu steigen. Bei über 400 mg/dl war das Risiko bei Männern verdoppelt, bei Frauen sogar vervierfacht. Triglyceride fördern die Blutgerinnung und daher auch die Bildung gefährlicher Gerinnsel. Zu erhöhten Werten kann es durch eine fettreiche Ernährung kommen, in der Leber werden Triglyceride jedoch auch aus Zucker neu gebildet. Bei angeborenen Fettstoffwechselstörungen oder Diabetes sind die Triglyceridwerte selbst bei normaler Ernährungsweise erhöht.

Ein bisher wenig beachtetes Risiko geht von bakteriellen und viralen Infektionen aus. Im Jahr 2009 zeigten Forscher der Universität Taipeh in Taiwan, dass eine Gürtelrose (ausgelöst durch das Windpockenvirus Herpes Zoster) das Risiko für

Die wichtigsten Risikofaktoren für Schlaganfälle auf einen Blick:

- Arteriosklerose-Risiken:
  - Bluthochdruck
  - Rauchen
  - Diabetes
  - Bewegungsmangel und Übergewicht
  - starker Alkoholkonsum
  - hohe Blutspiegel für Cholesterin, Trigylceride, Homocystein oder Lipo-protein a
  - vitalstoffarme Ernährung
- Andere Risiken:
  - Vorhofflimmern, Herzklappenfehler
  - offene Herzscheidewand (Foramen ovale)
  - Schilddrüsenüberfunktion
  - Migräne
  - bakterielle und virale Infekte (z. B. Parodontitis, Gürtelrose)
  - Umweltbelastungen (u. a. Feinstaub oder Lärm)
  - erbliche Vorbelastung

einen Schlaganfall um ein Drittel steigert. Noch deutlich höher (um 400 %) war die Gefahr, wenn sich die Gürtelrose im Bereich des Sehnervs ausgebreitet hatte (dann sind die Augen- und andere Gesichtspartien betroffen). Die Erklärung der Forscher: Die genannten Erreger greifen auch die Blutgefäße an und lösen dort entzündliche Reaktionen aus, wodurch die Thrombose- und Emboliegefahr wächst. Die konsequente Behandlung chronischer Infektionen ist daher auch zur Senkung Ihres Schlaganfallrisikos wichtig.

Es gibt jedoch auch einige Risikofaktoren in Ihrem Leben, die sich nicht beeinflussen lassen. Dazu gehören zum Beispiel:

- **Familiengeschichte:** Ihr Risiko ist höher, wenn ein Elternteil oder Geschwister von Ihnen bereits einen Schlaganfall oder eine TIA erlitten haben.
- **Alter:** Schlaganfälle können in allen Altersgruppen auftreten. Allgemein steigt jedoch Ihr Risiko mit zunehmendem Alter. Tatsächlich kommen Studien zu

Die Gefahr steigt mit dem Alter

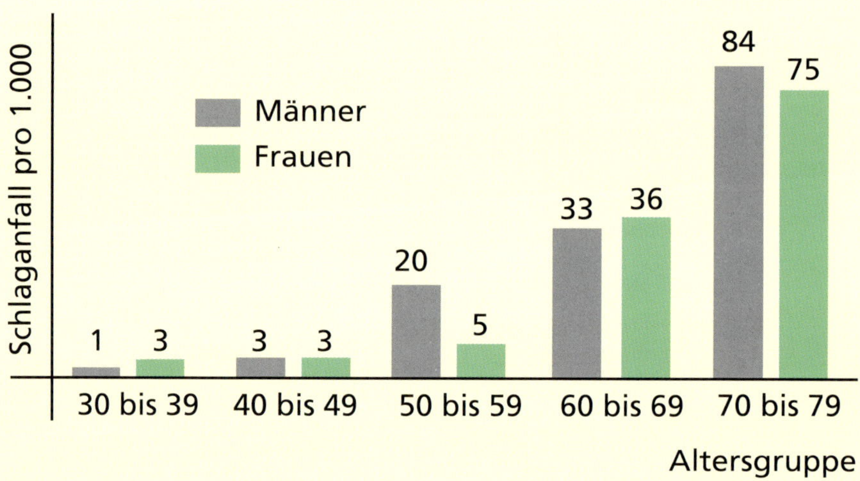

Die Zahlen geben an, wie viele von 1.000 Menschen in der jeweiligen Altersgruppe bereits einen Schlaganfall erlitten haben. Bei Männern steigt das Risiko ab dem 50. Lebensjahr rapide an, bei Frauen erst ab dem 60.

dem Ergebnis, dass sich ab dem 55. Lebensjahr das Schlaganfall-Risiko mit jedem Lebensjahrzehnt verdoppelt.

- **Geschlecht:** Männer haben ein höheres Schlaganfallrisiko als Frauen, allerdings sterben mehr Frauen an einem Schlaganfall. Dies liegt an der höheren Lebenserwartung der Frauen in Kombination mit dem höheren Alter, in dem die Schlaganfälle auftreten. Frauen unterliegen im Gegensatz zu Männern jedoch besonderen Schlaganfallrisiken. Dazu gehören zum Beispiel Schwangerschaft und Menopause, beides geht mit Hormonveränderungen einher, die den Blutdruck und andere Faktoren betreffen, die das Schlaganfallrisiko leicht erhöhen.

Die Folgen eines Schlaganfalls

Dank moderner Therapiemethoden lassen sich die Folgen eines Schlaganfalls mittlerweile gut behandeln. Noch vor 30 Jahren wurde jeder zweite Schlaganfallpatient zum Pflegefall. Heute ist dieser Anteil auf etwa 20 % gesunken. Wichtig ist, dass Sie keine Zeit verlieren, denn den Ärzten bleiben maximal 4,5 Stunden nach dem Ereignis, um die schwerwiegendsten Folgen zu verhindern. Leider kommt lediglich ein Drittel der Betroffenen innerhalb dieses knappen Zeitfensters tatsächlich in eine Klinik.

Wenn es Sie oder einen Ihrer Angehörigen trifft, sollten Sie also gut vorbereitet sein:

Das sind die häufigsten Folgen eines Schlaganfalls

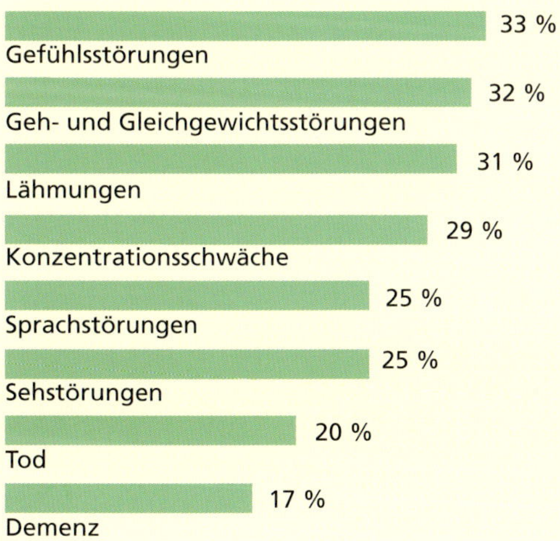
33 %
Gefühlsstörungen
32 %
Geh- und Gleichgewichtsstörungen
31 %
Lähmungen
29 %
Konzentrationsschwäche
25 %
Sprachstörungen
25 %
Sehstörungen
20 %
Tod
17 %
Demenz

Prägen Sie sich die wichtigsten Symptome ein, und zögern Sie keine Sekunde, im Ernstfall den Notarzt zu rufen. Nur wer rechtzeitig in ein Krankenhaus eingeliefert wird, hat gute Chancen, weiter ein ganz normales und selbstständiges Leben führen zu können (mehr dazu, wie Sie sich im Notfall verhalten sollten, finden Sie ab Seite 30).

Auch die Diagnose, Therapie und Nachbehandlung eines Schlaganfalls haben sich in den letzten Jahren deutlich verbessert. So haben Hirnforscher beispielsweise erkannt, dass unser Gehirn durchaus regenerationsfähig ist und ausgefallene Funktionen bei entsprechendem Training von ungeschädigten Arealen übernommen werden können. Diese Erkenntnisse sind in neue Behandlungskonzepte eingeflossen, welche wir Ihnen ab Seite 40 vorstellen.

Machen Sie den Selbsttest: Wie hoch ist Ihr Schlaganfallrisiko?

Zuerst kreuzen Sie in den nach Geschlechtern getrennten Tabellen die Punktzahlen neben Ihrem Alter und Ihrem Blutdruckwert an.

Männer			
Alter (Jahre)	**Punkte**	**systolischer (oberer) Blutdruckwert (mmHg)**	**Punkte**
unter 56	0	unter 106	0
57 bis 59	1	106 bis 115	1
60 bis 62	2	116 bis 125	2
63 bis 65	3	126 bis 135	3
66 bis 68	4	136 bis 145	4
69 bis 72	5	146 bis 155	5
73 bis 75	6	156 bis 165	6
76 bis 78	7	166 bis 175	7
79 bis 81	8	176 bis 185	8
82 bis 84	9	186 bis 195	9
über 85	10	196 bis 205	10

Frauen			
Alter (Jahre)	**Punkte**	**systolischer (oberer) Blutdruckwert (mmHg)**	**Punkte**
unter 56	0	unter 95	0
57 bis 59	1	95 bis 106	1
60 bis 62	2	107 bis 118	2
63 bis 64	3	119 bis 130	3
65 bis 67	4	131 bis 143	4
68 bis 70	5	144 bis 155	5
71 bis 73	6	156 bis 167	6
74 bis 76	7	168 bis 180	7
77 bis 78	8	181 bis 192	8
79 bis 81	9	193 bis 204	9
über 82	10	205 bis 216	10

Zählen Sie noch zusätzliche Punkte hinzu, wenn Sie an folgenden Krankheiten leiden:

Zusätzliche Risikofaktoren		
	Männer	**Frauen**
Diabetes	2	3
Rauchen	3	3
Vorhofflimmern	4	6
Verdickung der linken Herzkammer	5	4
Herzschwäche, Herzinfarkt, koronare Herzkrankheit oder arterielle Verschlusskrankheit („Raucherbein")	6	2

Tragen Sie hier Ihre Gesamtpunktzahl ein:

Beispiel: Ein Mann im Alter von 64 Jahren mit einem Blutdruck von 160 mmHg erhält zunächst 3 + 6 = 9 Punkte. Zusätzlich ist er Raucher (+ 2) und leidet an Vorhofflimmern (+ 4). Insgesamt hätte er somit 15 Risikopunkte.

Auswertung:

Aus folgender Tabelle können Sie jetzt Ihr Risiko ablesen, **innerhalb der nächsten 10 Jahre** einen Schlaganfall zu erleiden. In unserem Beispiel (15 Punkte) beträgt es 20 %. Das bedeutet: Von 100 Männern mit der gleichen Punktzahl erleiden 20 einen Schlaganfall. Zum Vergleich: Ein gleich alter Mann ohne Risikofaktoren hätte nur ein Risiko von 4 % (3 Punkte).

Punkte	**Risiko in %**	
	Frauen	**Männer**
1	1	3
2	1	3
3	2	4
4	2	4
5	2	5
6	3	5
7	4	6
8	4	7
9	5	8
10	6	10
11	8	11
12	9	13
13	11	15
14	13	17
15	16	20

Punkte	**Risiko in %**	
	Frauen	**Männer**
16	19	22
17	23	26
18	27	29
19	32	33
20	37	37
21	43	42
22	50	47
23	57	52
24	64	57
25	71	63
26	78	68
27	84	74
28	–	79
29	–	84
30	–	88

Quelle: Universität Münster, 2007

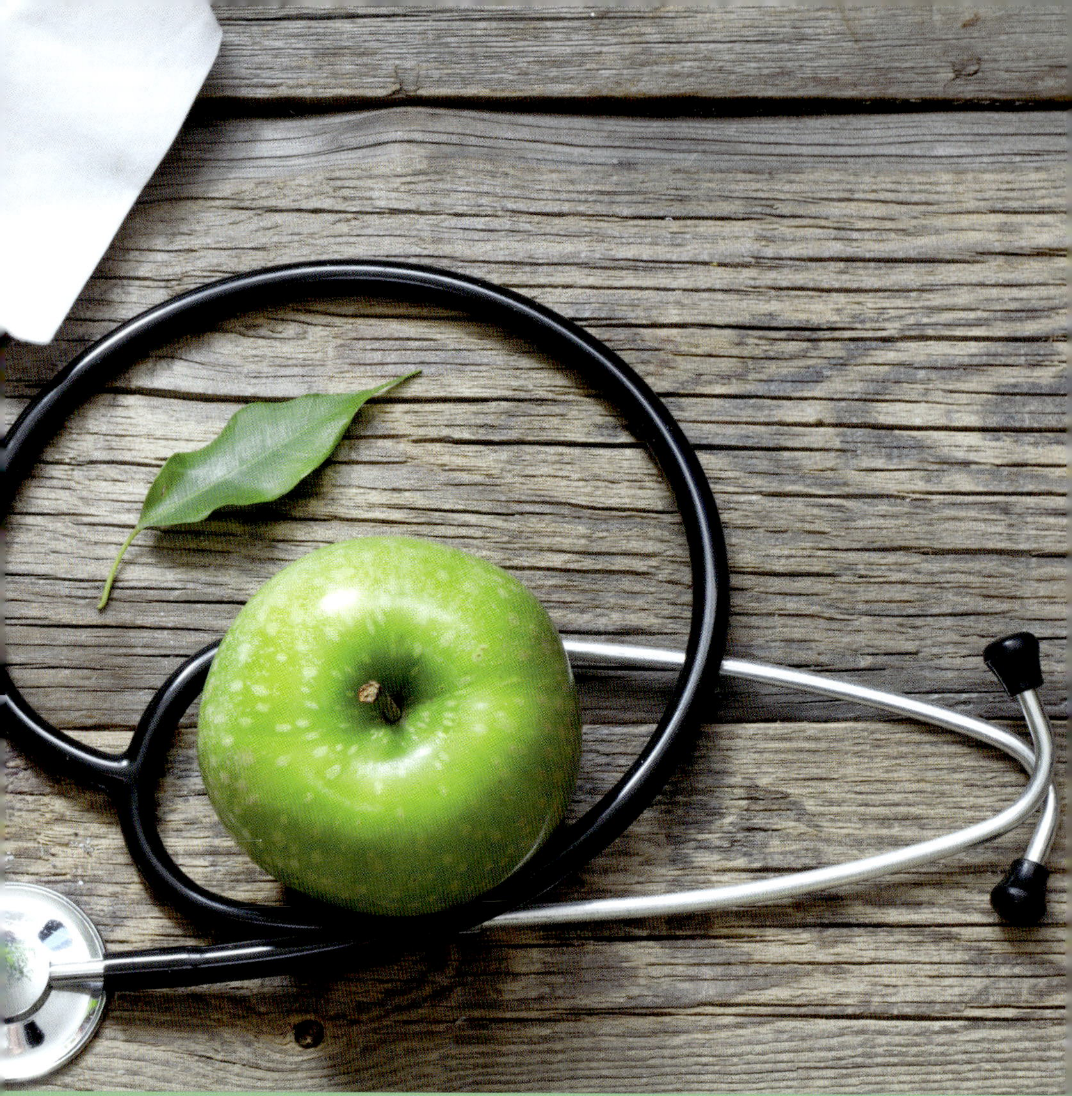

Prävention: Ein Lebensstil, der Sie vor einem Schlaganfall schützt

In einer der größten Studien weltweit haben Mediziner der Universität Cambridge/Großbritannien im Jahr 2009 untersucht, wie Sie Ihr Schlaganfallrisiko am wirksamsten senken können. Dazu wurden über 20.000 ursprünglich gesunde Probanden im Alter über 65 Jahren nach ihrem Lebensstil befragt und anschließend elf Jahre lang beobachtet. In dieser Zeit wurden etwa 600 Schlaganfälle registriert; 170 Patienten sind daran verstorben. Die Auswertung ergab vor allem folgende vier Verhaltensweisen, die Ihr Risiko zusammen um mindestens die Hälfte senken:

- nicht rauchen
- regelmäßige Bewegung (u. a. Joggen, Walken, Radfahren, Schwimmen)
- eingeschränkter Alkoholkonsum (maximal ein Glas Wein bzw. 1,5 Gläser Bier täglich, besser weitgehender Verzicht)
- Blutspiegel für Vitamin C mindestens 50 µmol/l (erreichbar über fünf Portionen Obst und Gemüse täglich)

Die britischen Wissenschaftler betonen, dass Bluthochdruck aber rein statistisch immer noch der größte Risikofaktor für Schlaganfälle ist. Doch viele Menschen erleiden einen Schlaganfall, obwohl ihr Blutdruck völlig normal ist. Bei solchen Schlaganfällen wie aus heiterem Himmel sei dann in den meisten Fällen schlicht und einfach eine ungesunde Lebensweise die Ursache. Mit folgenden Maßnahmen erreichen Sie eine gesunde Lebensweise und beugen einem Schlaganfall gezielt vor:

- **Bewegen Sie sich regelmäßig:**

Sport senkt das Schlaganfallrisiko etwa um 40 %. Die dafür erforderliche „Dosis“: fünfmal 30 Minuten pro Woche schnelles Gehen oder gymnastische Übungen. Weitere geeignete Sportarten sind Radfahren, Schwimmen, Joggen und Wandern.

- **Bauen Sie Stress ab:**

Stress führt langfristig zu Bluthochdruck und damit zu einem erhöhten Schlaganfallrisiko. Mit Entspannungsverfahren wie Yoga, progressiver Muskelentspannung, Tai-Chi oder Qigong können Sie Ihren Blutdruck nachweislich senken.

Trinken Sie ausreichend:

Sie sollten täglich 1,5 bis 2 Liter Mineralwasser oder Früchte- bzw. Kräutertee trinken. Zu geringe Trinkmengen fördern die Gerinnungsneigung des Blutes. Flüssigkeitsmangel ist vermutlich ein Grund dafür, dass Schlaganfälle an besonders heißen Sommertagen überdurchschnittlich häufig vorkommen.

Bauen Sie Übergewicht ab und ernähren Sie sich fettarm:

Im Vergleich zu Normalgewichtigen haben Menschen mit Übergewicht ein um 32 % höheres Schlaganfallrisiko. Eine fett- und kalorienreiche Ernährung erhöht die Triglyceridwerte. Außerdem fördert vor allem das Bauchfett entzündliche Vorgänge im Körper, die die Blutgefäße schädigen und so langfristig Ihr Schlaganfallrisiko erhöhen können.

Lassen Sie Ihre Blutwerte jährlich kontrollieren:

Nicht nur Ihre Cholesterinwerte, sondern auch die Triglyceride und der Nüchternblutzucker sollten die Grenzwerte nicht überschreiten. Andere Risikofaktoren sind Lipoprotein a, Homocystein und der Entzündungsmarker C-reaktives Protein (CRP). Bitten Sie Ihren Arzt, auch diese Werte überprüfen zu lassen. Die entsprechenden Tests sind jedoch Selbstzahlerleistungen. Die Kosten liegen pro Test zwischen 15 und 25 €.

Schlaganfallvorsorge: wichtige Grenzwerte

Blutdruck	140/90 mmHg
Bauchumfang	Frauen: 88 cm Männer: 102 cm
Triglyceride (Neutralfette)	möglichst unter 90 mg/dl, nicht über 150 mg/dl
LDL-Cholesterin	70 bis 180 mg/dl (wenn auch andere Gefäßrisiken bestehen)
Nüchternblutzucker	100 mg/dl
Lipoprotein a	30 mg/dl
Homocystein	10 µmol/l
C-reaktives Protein	4 mg/l

Reduzieren Sie Ihre Feinstaubbelastung:

Feinstäube erhöhen das Arterioskleroserisiko. Quellen sind neben dem Straßenverkehr (Filter im Auto einbauen, Fenster zu Hauptverkehrsstraßen möglichst geschlossen halten) insbesondere Belastungen am Arbeitsplatz (Staubmaske tragen) sowie das Passivrauchen (und selbstverständlich auch das Aktivrauchen).

- **Geben Sie das Rauchen auf:**

Raucher haben bereits ein doppelt so hohes Schlaganfallrisiko wie der Bevölkerungsdurchschnitt. Denn Rauchen fördert nicht nur Arteriosklerose, sondern auch die Freisetzung von Stresshormonen wie Adrenalin, das den Bluthochdruck erhöht.

- **Schränken Sie Ihren Alkoholkonsum ein:**

Sie sollten diesen auf maximal ein Glas Wein bzw. 1,5 Gläser Bier täglich beschränken, besser ist jedoch ein weitgehender Verzicht. Alkohol schädigt nicht nur Leber und Gehirn, er erhöht auch die Blutfettwerte und ist sehr kalorienreich. Beides kann zu Gefäßschäden beitragen.

Bitte bedenken Sie: Nach einem Schlaganfall ist die Lage eines Patienten immer schlechter als zuvor. Deswegen lautet der dringende Appell an Sie: Sorgen Sie dafür, dass Ihr Schlaganfall-Risiko so gering wie möglich ist.

Eckpfeiler einer Anti-Schlaganfall-Ernährung

Ein hoher **Vitamin-C-Blutwert** gehört zu den wichtigsten vor einem Schlaganfall schützenden Lebensstilfaktoren. Forscher gehen davon aus, dass ein hoher Vitamin-C-Spiegel im Blut lediglich auf einen hohen Konsum an Obst und Gemüse hindeutet. Und diese Nahrungsmittel enthalten zusätzlich zahlreiche weitere Substanzen, die Sie vor Schlaganfällen schützen. Den besten Schutz bietet Ihnen also nicht etwa ein Vitamin-C-Präparat. Für einen optimalen Schlaganfallschutz sollte das Vitamin C aus Obst und Gemüse stammen, weil der Körper damit auch noch weitere wichtige Vitalstoffe erhält.

Wenn Sie weniger als fünf Portionen Obst und Gemüse täglich essen, können Sie auf ein Nahrungsergänzungsmittel zurückgreifen. Dieses sollte jedoch nicht nur Vitamin C, sondern auch möglichst alle anderen wichtigen Vitamine und Mineralstoffe enthalten. Entsprechende Kombinationspräparate zur Vorbeugung erhalten Sie z. B. in Supermärkten oder Drogerien (Monatskosten 3 bis 5 €). Solche Präparate sind jedoch kein 100-prozentiger Ersatz für eine gesunde Ernährung, sondern können diese lediglich ergänzen. Zu den wichtigsten Vitalstoffen zum Schutz vor Schlaganfällen zählen die B-Vitamine, u. a. Folsäure. Ihr Körper benötigt das Vitamin, um das gefäßschädigende Stoffwechselgift Homocystein abzubauen. Das ist ein Abfallstoff des Eiweißstoffwechsels, der sich in den Gefäßen anreichert. Ihr Homocysteinspiegel sollte nicht über 10 µmol/l Blut steigen.

Lassen Sie ihn bei nächster Gelegenheit beim Arzt kontrollieren (Selbstzahlerleistung, Kosten 20 bis 30 €). Erhöhte Werte können Sie durch die tägliche Einnahme von Vitamin-B-Präparaten reduzieren (Folsäure in Kombination mit Vitamin B_6 und B_{12}, in Drogerien oder Apotheken, z. B. Vitamin-B-Komplex von ratiopharm® oder Taxofit®, Medyn® forte, Monatskosten ab 3 €).

Neben den Vitaminen gibt es vor allem noch einen weiteren Vitalstoff, den Sie zum Schutz vor Schlaganfällen unbedingt beachten sollten: Omega-3-Fettsäuren. Sie sind in großen Mengen in Kaltwasserfischen (z. B. Makrele, Hering, Lachs) enthalten und allgemein dafür bekannt, dass sie Entzündungsprozesse im Körper bremsen, die langfristig auch die Gefäße schädigen können. Für die Vorbeugung von Schlaganfällen dürften jedoch noch zwei weitere Eigenschaften entscheidend sein: Omega-3-Fettsäuren senken die Gerinnungsneigung des Blutes und können im Körper den Abbau von gefäßschädigenden Triglyceriden beschleunigen.

Das sind die wichtigsten Schutzstoffe in Obst und Gemüse:

- Antioxidantien (u. a. Vitamin C, Vitamin E, Polyphenole)
- entzündungshemmende Substanzen (u. a. Beta-Carotin, Lycopin, Flavonoide)
- blutfettsenkende Substanzen (u. a. Ballaststoffe)
- blutdrucksenkende Mineralien (Kalium, Magnesium)
- entgiftende B-Vitamine

Wie groß der Schutzeffekt der Omega-3-Fettsäuren ist, zeigt eine aktuelle Studie der Universität von Alaska in Fairbanks/USA vom März 2011. Dort wurden 330 Angehörige eines eingeborenen Eskimovolks untersucht, von denen etwa 70 % stark übergewichtig waren. Normalerweise ist Übergewicht auch mit deutlich erhöhten Triglyceridwerten verbunden. Diese fanden sich auch bei den Eskimos, jedoch nur bei denen, die kaum noch Fisch verzehrten. Bei denen, die an der traditionell fischreichen Kost festgehalten hatten, lagen die Triglyceridwerte trotz des starken Übergewichts unter 150 mg/dl und damit im Bereich von normalgewichtigen Personen.

Bei erhöhten Triglyceridwerten sollten Sie zunächst den Konsum tierischer Fette einschränken und Übergewicht abbauen. Wenn das nicht ausreicht (z. B. bei angeborenen Fettstoffwechselstörungen), sollten Sie täglich etwa 1 bis 2 g Omega-3-Fettsäuren zu sich nehmen. Um auf diese Menge zu kommen, müssten Sie täglich 100 bis 200 g Fisch essen. Eine gute Alternative sind Fischölkapseln (aus Supermärkten, Drogerien oder Reformhäusern, Tagesbedarf ca. 5 g Fischöl, Monatskosten: 10 bis 20 €). Ihr Arzt kann Ihnen auch spezielle hoch konzentrierte Fischöl-Präparate (Zodin®, Omacor®) verordnen, deren Kosten in diesem Fall die Krankenkassen übernehmen.

Auf folgende Maßnahmen sollten Sie bei Ihrer Ernährung achten, um Ihr Schlaganfallrisiko zu minimieren:

- Essen Sie nicht mehr als zwei Portionen rotes Fleisch pro Woche (Schwein, Rind oder Lamm). Dadurch sinkt Ihr Schlaganfallrisiko – im Vergleich zum täglichen Verzehr – um 42 %.
- Täglich ein bis drei Tassen Kaffee verringern Ihr Schlaganfallrisiko um 25 %. Die enthaltenen Polyphenole bremsen Entzündungen an der Gefäßwand, neutralisieren aggressive freie Radikale und verbessern die Insulinwirkung.
- Als Alternative zu Kaffee bietet sich grüner oder schwarzer Tee an. Drei Tassen täglich verringern Ihr Schlaganfallrisiko um 21 %. Der Effekt beruht ebenfalls auf den enthaltenen Polyphenolen (vor allem dem Katechin).

- Zweimal pro Woche sollte bei Ihnen Fisch auf den Tisch kommen. Die darin enthaltenen Omega-3-Fettsäuren senken den Blutwert der Triglyceride. Dadurch sinkt die Gefahr für gefährliche Blutgerinnsel.
- Eine Banane täglich kann Ihr Schlaganfallrisiko senken. Der Grund: Sie ist kaliumreich, und Kaliummangel erhöht das Risiko um 50 %. Weitere kaliumreiche Lebensmittel sind u. a. Vollkornprodukte, Hülsenfrüchte, Nüsse, Kohlgemüse und Blattspinat.

Die ideale Ernährungsform zur Schlaganfallvorbeugung ist die **Mittelmeerdiät**: viel Fisch, wenig Fleisch und tierische (gesättigte) Fette, fünf Portionen Obst und Gemüse täglich, Olivenöl als Hauptfettlieferant, täglich Milchprodukte (möglichst fettreduziert) sowie Nüsse. Ergänzen sollten Sie diese Kostform am besten noch durch Vollkornprodukte, die Ihnen viel B-Vitamine und Ballaststoffe liefern.

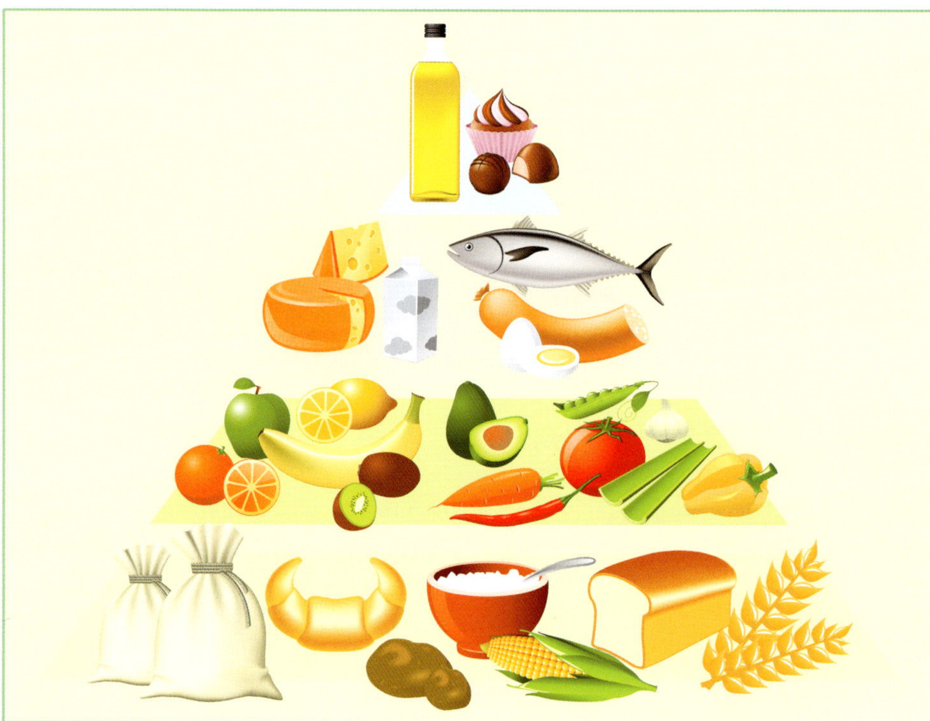

Rezept für die Mittelmeerdiät:

Gebratenes Lammfilet mit Spitzpaprika, Tomaten und Minze

Für 2 Portionen benötigen Sie:

- 350 g Lammfilet
- 3 grüne Spitzpaprika
- 15 Kirschtomaten
- ½ Zwiebel
- 1 Knoblauchzehe
- 2 EL Olivenöl
- Salz und Pfeffer
- 175ml Gemüsebrühe
- ½ Zitrone
- 4 EL Joghurt
- 2 Stiele Minze

Zubereitung:

Die Zwiebel in Streifen und den Knoblauch in dünne Scheiben schneiden. Kirschtomaten halbieren. Spitzpaprika halbieren, entkernen und in 2 cm breite Streifen schneiden.

Das Öl in einer Pfanne erhitzen. Lammfilets abspülen, trockentupfen, mit Salz und Pfeffer würzen und im heißen Öl rundherum 3 bis 4 Minuten anbraten. Herausnehmen, mit Alufolie bedeckt auf Seite stellen.

Zwiebel-, Knoblauch- und Paprikastreifen kurz in der Pfanne anbraten. Tomaten hinzugeben und eine weitere Minute anbraten. Gemüsebrühe hinzugeben und bei starker Hitze 3 Minuten kochen lassen.

Den Joghurt mit 1 bis 3 Teelöffel Zitronensaft, Salz und Pfeffer glattrühren. Minze waschen, Blätter abzupfen und über den Joghurt streuen.

Lammfilets wieder in die Pfanne geben, kurz erhitzen lassen und anschließend Fleisch und Gemüse mit dem Joghurt auf einer Platte servieren.

Wie Sie Schlaganfällen mit Naturheilkunde vorbeugen können

Mit Heilpflanzen einem Schlaganfall vorbeugen: Funktioniert das tatsächlich? Zumindest in Bezug auf Knoblauchpräparate kann diese Frage seit 2008 eindeutig mit „Ja“ beantwortet werden. Denn in diesem Jahr haben Forscher der Universität Adelaide/Australien eine zusammenfassende Auswertung (so genannte Meta-Analyse) von elf Studien zur Blutdrucksenkung durch diese Heilpflanze vorgenommen. Das Ergebnis: Knoblauchpräparate können den systolischen Blutdruck (den „oberen“ Wert) um durchschnittlich 5 bis 10 mmHg senken und sind damit ähnlich effektiv wie schulmedizinische Blutdrucksenker (z. B. Beta-Blocker oder ACE-Hemmer). Noch relativ unbekannt ist, dass auch Hibiskustee den Blutdruck senkt.

Hibiskustee: Übergießen Sie 1 TL fein geschnittene Hibiskusblüten (Hibiscus sabdariffa, Afrikanische Malve, Roselle; aus Apotheken) mit 150 ml kochendem Wasser. Lassen Sie den Ansatz 5 Minuten ziehen, dann abseihen. Trinken Sie davon 3 Tassen täglich.

Diese Heilpflanzen schützen Ihre Gefäße

Pflanze	Wirkung	Präparatebeispiele	Tagesdosierung
Knoblauch	Blutdrucksenkung, Gerinnungshemmung	Kwai®, Sapec®, Beni-cur®	600 bis 900 mg
Hibiskusblüten	Gefäßentspannung, harntreibend	Teezubereitung (siehe Rezeptkasten)	3 Tassen täglich
Weißdorn	Gefäßentspannung, Antioxidans	Bomacorin®, Crataegutt®, Septacord®	600 bis 900 mg
Ölbaumblätter	Gefäßentspannung	Olivysat®	50 bis 100 mg
Ginkgo	Verbesserung der Fließfähigkeit des Blutes	Gingium®, Gingopret®, Ginkgo Stada®	120 bis 240 mg

Vorbeugend wirkt zudem die Eigenblut-Ozon-Therapie, da sie die Fließfähigkeit des Blutes verbessert. Der Arzt entnimmt Ihnen dazu bis zu 50 ml Blut, versetzt es mit einem Ozon-Sauerstoff-Gemisch und leitet es dann per Infusion in die Vene zurück.

Naturheilverfahren, die Ihr Schlaganfallrisiko senken, sind:

- Bewegungstherapie
- Vitalstoffpräparate (orthomolekulare Medizin)
- Heilpflanzen
- Entspannungsverfahren (u. a. autogenes Training, progressive Muskelentspannung, Yoga, Atemtherapie)
- Eigenblut-Ozon-Therapie
- Kneipp-Anwendungen (z. B. kalte oder wechselwarme Güsse, Bäder, Bürstungen)
- Kohlensäurebäder

Blutdrucksenkend wirken auch Kohlensäurebäder, die in vielen Thermalkurorten angeboten werden. Sie können jedoch auch eine „Kur" in der eigenen Badewanne durchführen. In Apotheken und Drogerien erhalten Sie kohlensäurehaltige Badepulver (z. B. von Schupp, Silvapin oder Spitzner, pro Bad 2 bis 3 €). Die Kohlensäure wird über die Haut aufgenommen und erweitert u. a. die kleinen Blutgefäße, sodass der Blutdruck sinkt. Unter den Kneipp-Verfahren haben sich bei Bluthochdruck neben dem Wassertreten vor allem kalte und wechselwarme Kniegüsse (siehe Kasten auf Seite 26) bewährt.

An der Herz-Kreislauf-Klinik in Bad Wörishofen absolvierten im Jahr 2007 etwa 100 Patienten ein dreiwöchiges Reha-Programm (vorwiegend bestehend aus Bewegungs- und Entspannungsübungen). Die Hälfte erhielt zusätzlich dreimal wöchentlich Kneipp-Anwendungen. In der Kneipp-Gruppe war der Blutdruck um 22 mmHg, in der Kontrollgruppe dagegen nur um 13 mmHg gesunken.

Für welche der hier vorgestellten natürlichen Methoden Sie sich entscheiden, hängt ganz von Ihren persönlichen Vorlieben ab. Wichtig ist allein, dass Sie überhaupt mit der Vorbeugung beginnen.

Kalter Knieguss:

Stellen Sie sich in die Dusche oder Badewanne. Zum Gießen (Wassertemperatur maximal 18 °C) können Sie den Duschkopf abschrauben. Beginnen Sie außen am rechten Fuß, und führen Sie den Strahl über die Wade bis zur Kniekehle hoch. Dort lassen Sie den Strahl 5 bis 10 Sekunden kreisen, bevor Sie ihn innen wieder langsam Richtung Fuß bewegen. Am Schluss wird die Fußsohle abgegossen. Nach dem Guss streifen Sie das Wasser nur sanft ab.

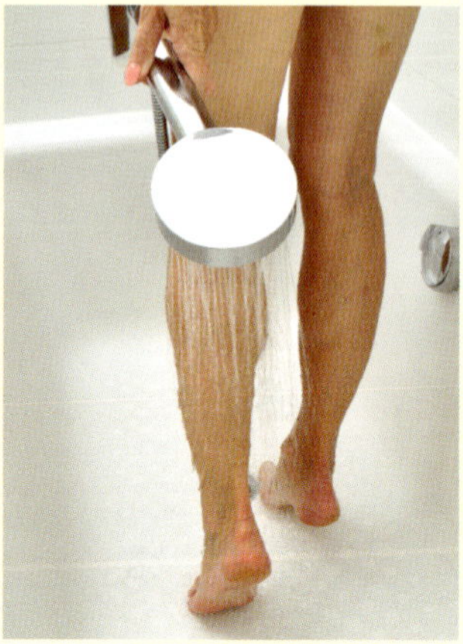

Ärztliche Vorsorgebehandlungen

Wenn Sie bereits einen Schlaganfall oder eine TIA erlitten oder ein erhöhtes Erkrankungsrisiko haben, kann Ihr Arzt bestimmte Tests und Untersuchungen anordnen, um die Ursache und die bestmögliche Behandlung zu ermitteln. Bei einer Allgemeinuntersuchung ist es üblich, neben Ihrem Blutdruck, Herzschlag- und Rhythmus auch Ihre Cholesterinwerte zu überprüfen. Ihr Arzt kann auch einen Diabetes-Test durchführen und die Konzentrationen anderer wichtiger Substanzen im Blut überprüfen (z. B. C-reaktives-Protein und die Aminosäure Homocystein).

Der Homocysteinwert kann zuverlässig Auskunft darüber geben, wie hoch Ihr Risiko für einen Schlaganfall ist. Dieser Stoff, ein Abbauprodukt, das in Ihrem

Stoffwechsel entsteht, wird nicht von ungefähr als Stoffwechselgift bezeichnet, denn es kann Ihre Gefäße stark schädigen und so zu Entzündungen der Gefäßwände führen. Diese wiederum sind der Hauptgrund für Arteriosklerose, die letztendlich einen Schlaganfall verursachen kann. Allein aus diesem Grund sollten Sie bei Ihrem Arzt auf einer Messung des Homocysteinspiegels bestehen.

Halten Sie folgende Regeln bei der Homocystein-Messung ein, damit das Ergebnis wirklich aussagekräftig ist:

- Verzichten Sie einen Tag vor der Messung auf Fisch, Fleisch, Käse und andere Milchprodukte.
- Bleiben Sie die letzten zwölf Stunden vor der Messung nüchtern.
- Achten Sie darauf, dass Ihr Arzt das Blut nicht staut, bevor er es entnimmt. Die Blutentnahme muss langsam erfolgen. Sonst kommt es zu Prozessen im entnommenen Blut, bei denen noch mehr Homocystein freigesetzt wird.
- Weisen Sie Ihren Arzt darauf hin, dass das Blut nach spätestens 15 Minuten in die Zentrifuge muss.

Viele Ärzte geben den Homocysteingrenzwert mit 10 µmol/l Blut an. Wir raten Ihnen: Seien Sie erst zufrieden, wenn er deutlich unter diesem Wert liegt. Denn eine Verringerung des Homocysteins um 5 µmol/l Blut senkt Ihr Schlaganfallrisiko um bis zu 40 %.

Zusätzlich wird Ihr Arzt mit einem Stethoskop nach einem Geräusch fahnden, das durch eine turbulente Strömung in den Halsschlagadern entsteht und ein Hinweis auf Arteriosklerose ist. Darüber hinaus wird Ihr Arzt alle Informationen zu Ihren Symptomen, Medikamente und Ihrer persönlichen Familiengeschichte (Vorkommen von TIA oder Schlaganfällen) aufnehmen.

Ob bei Ihnen ein erhöhtes Schlaganfallrisiko besteht, kann Ihr Arzt relativ leicht mit dem so genannten Stroke-Check (engl. Stroke = Schlaganfall) feststellen.

Das ist eine spezielle, schmerzfreie Ultraschalluntersuchung (Farbdoppler-Sonographie), mit der Arteriosklerose-Ablagerungen (Plaques), also Verengungen oder Verstopfungen in der Halsschlagader erkannt werden. Dabei sendet ein stabförmiger Tastkopf Ultraschall-Signale in Ihren Hals. Mit den zurückgeworfenen Wellen lassen sich Ihre Arterien abbilden und der Grad der Blockade bestimmen. Ein Computer überträgt die Schallwellen in ein bewegtes Bild, das Ihr Arzt auf einem Monitor verfolgen kann.

Die Untersuchung wird mittlerweile von vielen Internisten und Gefäßspezialisten angeboten. Etwa 40 bis 60 % aller Schlaganfälle lassen sich auf solche Ablagerungen in der Halsschlagader (Carotis) zurückführen. Ab dem 65. Lebensjahr ist eine solche Untersuchung etwa alle zwei Jahre ratsam. Bei begründetem Verdacht übernehmen die Krankenkassen die Kosten. Als reine Vorsorgeuntersuchung müssen Sie dafür zwischen 50 und 80 € selbst zahlen.

Wenn die Halsschlagader schon stark verengt ist, gibt es zwei Methoden, um das Schlaganfallrisiko zu senken. Die ältere von beiden ist die so genannte Ausschälung (Endarterektomie). Dabei werden die riskanten Ablagerungen während eines kleinen Eingriffs unter Vollnarkose entfernt.

Seit etwa 15 Jahren gibt es auch die Möglichkeit, die Engstelle in der Halsschlagader per Katheter aufzudehnen (Ballondilatation) und anschließend durch eine metallene Gefäßstütze (Stent) offen zu halten. Der Katheter wird dabei nach örtlicher Betäubung über die Leistenarterie bis zur Halsschlagader vorgeschoben.

Unter diesen Voraussetzungen ist eine Stent-Behandlung möglich:

- Das verengte Blutgefäß muss mindestens 2 mm dick sein.
- Mehr als 50 % des Volumens sind eingeengt.
- Der geschädigte Abschnitt ist maximal 14 mm lang.

Gefäßstützen verhindern Schlaganfälle

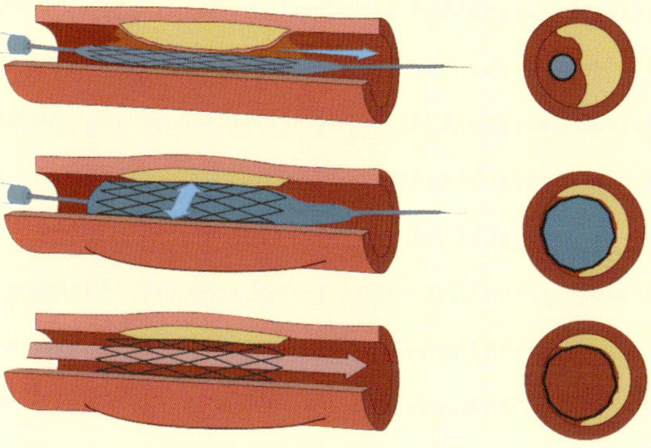

Gefährliche Verengungen in der Halsschlagader werden mit einem per Katheter vorgeschobenen Ballon aufgedehnt. Gleichzeitig wird ein Drahtgeflecht (Stent) entfaltet, das im Gefäß verbleibt und dieses langfristig offen hält.

Bezüglich der Schlaganfallvorbeugung sind beide Verfahren etwa gleich effektiv (Risikosenkung etwa 60 bis 80 %). Allerdings ergab eine Untersuchung der Universität London aus dem Jahr 2010, dass das Stent-Verfahren mit einer höheren Komplikationsrate verbunden ist als die Ausschälung (7,7 statt 4,1 %). Die häufigsten Komplikationen bei beiden Verfahren sind leichte Schlaganfälle, die jedoch in der Regel ohne Spätfolgen abheilen.

Der Schlaganfall ist sehr oft ein dramatisches Ereignis mit unabsehbaren Folgen für den Patienten und die Angehörigen. Oft drohen Invalidität, Pflegebedürftigkeit und Abhängigkeit von der Unterstützung durch helfende Personen.

Früher wurde der Schlaganfall als schicksalhaft angesehen. Heute wissen wir aber, dass das Risiko, einen Schlaganfall zu erleiden, besonders durch uns selbst und unseren Lebensstil beeinflusst wird. In erster Linie tragen wir daher selbst die Verantwortung für unsere Gesundheit, nicht Arzt oder Apotheker, nicht Pharmaindustrie oder Krankenkasse.

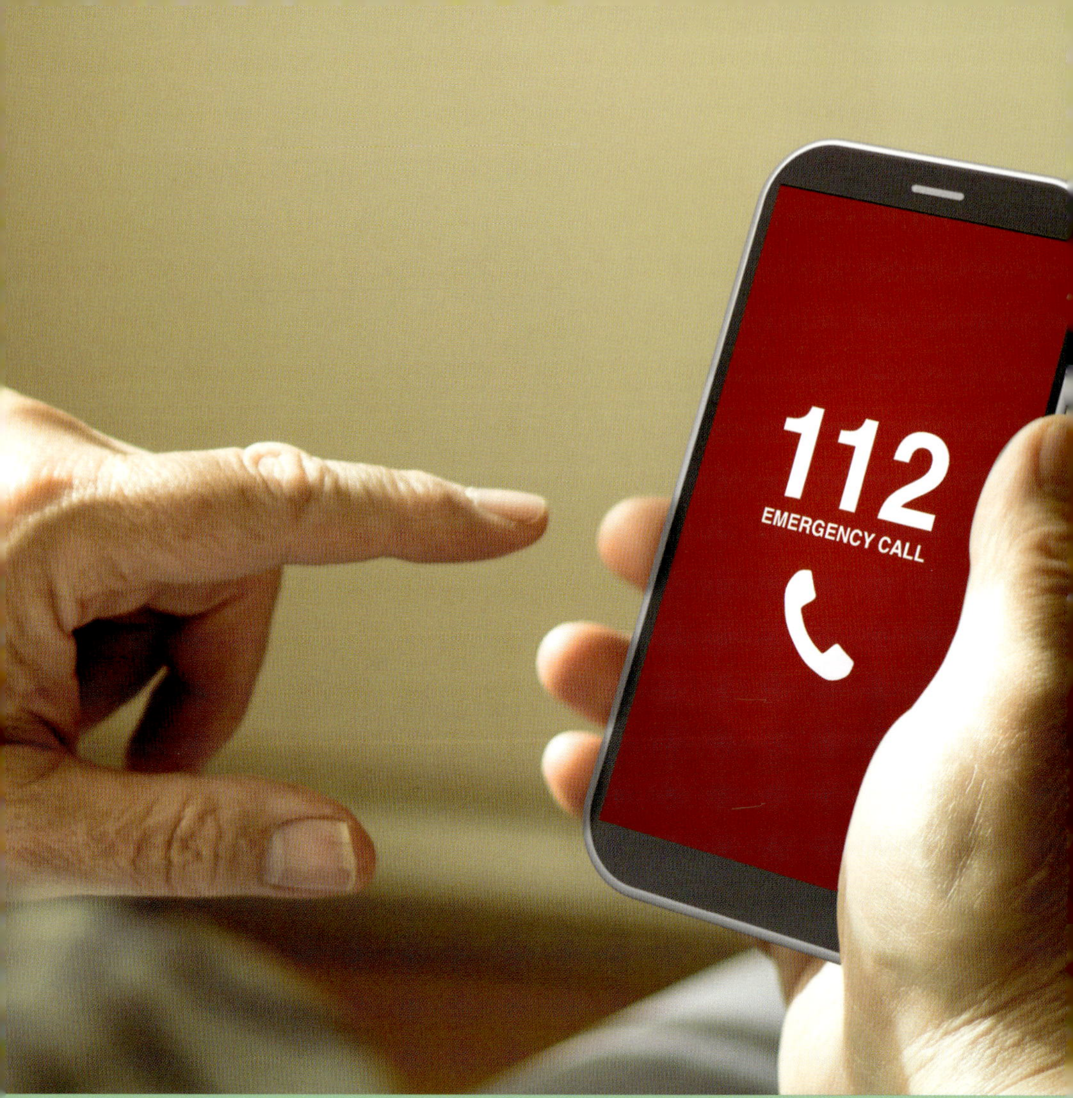

Diagnostik und Akutbehandlung von Schlaganfällen

Bei einem Schlaganfall zählt jede Minute für das Überleben des Patienten und zur Vorbeugung von Folgeschäden. Folgende Warnzeichen für einen Schlaganfall sollten Sie daher unbedingt kennen:

Warnzeichen für einen Schlaganfall:

- plötzliche halbseitige Lähmung und Taubheitsgefühl in Arm und/oder Bein mit deutlicher Kraftminderung
- plötzliche Lähmung und Taubheitsgefühl einer Gesichtshälfte, pelziges, kribbeliges Gefühl, mit herabhängendem Mundwinkel
- Sehstörungen, verschwommen, doppelt oder eingeschränkt, bis zur Erblindung
- Sprechstörungen, undeutlich, lange Pausen, Wiederholungen von Wörtern und Silben, bis zum Verlust des Sprachvermögens
- Verständnisstörungen, versteht Anweisungen nicht bzw. kann sie nicht umsetzen
- plötzlicher Schwindel und Gleichgewichtsstörungen
- Bewusstlosigkeit
- plötzliche starke Kopfschmerzen

Als sehr zuverlässiger Schnelltest für einen Schlaganfall gilt der Cincinnati Prehospital-Strome-Scale-Test (CPSS). Dieser Schnelltest zielt darauf ab, die Funktion wichtiger Gehirnregionen, beispielsweise des Sprachzentrums, zu überprüfen. Haben Sie den Verdacht, dass eine Person einen Schlaganfall erlitten hat, fordern Sie sie auf, die folgenden drei einfachen Aufgaben zu bewältigen:

1. Lächeln: Fordern Sie die Person auf, Sie anzulächeln. (Bei einer Gesichtslähmung ist das oft nicht möglich, oder der Mund ist verzogen, „schiefes Lächeln“.)

2. Arme heben: Bitten Sie den Patienten, beide Arme gleichzeitig nach vorn zu strecken und mit den Handflächen nach oben anzuheben. (Bei einer Lähmung können ein oder beide Arme nicht angehoben werden.)

3. Nachsprechen: Bitten Sie die Person, einen einfachen Satz nachzusprechen, z. B. „Heute scheint die Sonne“. (Ein Nichtverstehen der Aufgabe oder eine nuschelnde Sprache deuten auf Hirnschäden hin.) Der Verdacht auf einen Schlaganfall besteht auch, wenn der Betroffene eine oder zwei Aufgaben lösen kann. Praxistests zeigen, dass sich mit diesen Fragen in bis zu 97 % der Fälle ein Schlaganfall durch Laien richtig diagnostizieren lässt.

Diese Sofortmaßnahmen sollten Sie daher anschließend sofort ergreifen:

- Rufen Sie sofort den Notarzt, und geben Sie bereits den Hinweis „Verdacht auf Schlaganfall“ – auch wenn Sie sich nicht ganz sicher sind.
- Sprechen Sie beruhigend auf den Patienten ein. Lassen Sie ihn bis zum Eintreffen der Rettungskräfte nicht allein.
- Lagern Sie seinen Oberkörper hoch (bei Bewusstlosigkeit in stabiler Seitenlage), und sorgen Sie für ausreichend Frischluft.
- Kontrollieren Sie ständig seine Vitalfunktionen (Puls fühlen, Atmung beobachten, Ansprechbarkeit).
- Leiten Sie bei Atem- oder Kreislaufstillstand Erste-Hilfe-Maßnahmen ein (Herzdruckmassage, eventuell Atemspende).

Erste Hilfe kann Leben retten – diese 5 Ws des Notrufs sollten Sie kennen

1. Wer ruft an?
2. Wo ist der Patient?
3. Was ist passiert, und wie viele Personen sind betroffen?
4. Welche Symptome liegen vor?
5. Warten Sie auf Rückfragen.

Das Gespräch beendet immer die Rettungsleitstelle. Warten Sie daher, ob noch Fragen kommen. Sie können den Experten am anderen Ende der Leitung auch bitten, Sie beispielsweise bei der Reanimation zu unterstützen. Er kann Ihnen die genaue Stelle und den richtigen Rhythmus für die Herzdruckmassage beschreiben.

Behandlung von Schlaganfällen

Falls es trotz aller Vorsorgemaßnahmen zu einem Schlaganfall kommt, zählt jede Minute. Denn den Ärzten bleibt nur ein schmales Zeitfenster von maximal drei bis 4,5 Stunden, in denen sie das Blutgerinnsel mit Hilfe eines gespritzten Enzyms wieder auflösen können (Lyse-Therapie). Spätestens 4,5 Stunden nach dem Ereignis ist das Hirngewebe bereits so stark geschädigt, dass es auch durch eine Lyse-Behandlung nicht mehr vor dem Absterben gerettet werden kann.

Bei Herzinfarkten kann eine Lyse-Therapie schon im Rettungswagen erfolgen. Das wäre bei Schlaganfällen jedoch zu gefährlich, bevor in der Klinik nicht die genaue Ursache festgestellt wurde. Denn falls es sich um eine Hirnblutung (hämorrhagischer Apoplex) handelt, würde eine Hemmung der Blutgerinnung durch die Lyse-Enzyme die Blutung und damit auch die Schädigung im Gehirn noch verstärken. Bevor eine Lyse-Therapie eingeleitet werden kann, muss also mittels einer Computertomografie (CT) oder Kernspinaufnahme (MRT) zuerst eine Hirnblutung ausgeschlossen werden.

Die CT ist das bei Verdacht auf einen Schlaganfall am häufigste eingesetzte bildgebende Verfahren, da es schnell eine Serie von Schnittbildern Ihres Kopfes und Ihres Gehirns liefert. Wenn es zu Blutungen im Gehirn gekommen ist, kann ein CT-Scan das Blut unmittelbar nach dem Auftreten der Schlaganfall-Symptome erkennen.

Schlaganfall im CT

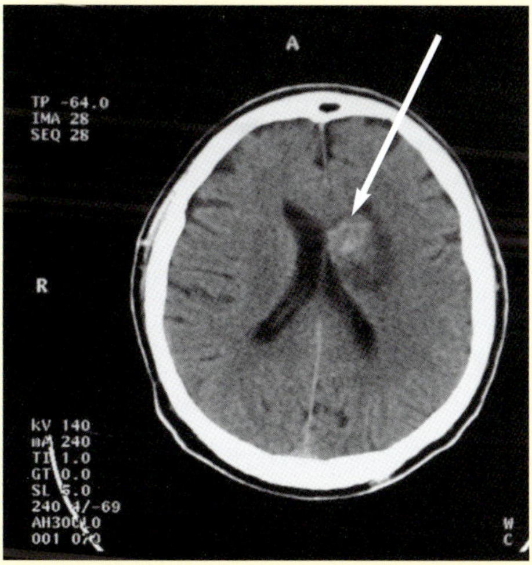

Auf solchen Querschnittaufnahmen des Gehirns können die Ärzte den Ort und die Art des Schlaganfalls erkennen. Hier ist eine Hirnblutung durch den weißen Pfeil markiert.

Quelle: Stiftung Deutsche Schlaganfall-Hilfe

Wurde der Schlaganfall durch eine Hirnblutung ausgelöst, wird nur bei sehr ausgedehnten Blutungen eine Operation in Erwägung gezogen werden, beispielsweise wenn ein Aneurysma (krankhafte Aussackung eines Blutgefäßes) geplatzt ist. Sie ist jedoch auch dann notwendig, wenn das Gehirn nach dem Ereignis anschwillt, denn dadurch verschlechtert sich die Durchblutung weiter. Bei dem Eingriff wird ein Teil des Schädelknochens entfernt, sodass dem Gehirn eine Zeit lang mehr Platz zur Verfügung steht. Künstliche Beatmung und ein Aufenthalt auf einer Intensivstation sind meist nur notwendig, wenn das Atemzentrum im Gehirn beeinträchtigt wurde.

Ein ganz neuer Ansatz, um die akuten Folgen des Anfalls zu lindern, ist die so genannte „transkranielle Lasertherapie". Dabei werden in den ersten Stunden nach dem Ereignis nacheinander 20 Punkte des von den Haaren befreiten Kopfes mit einem speziellen Infrarot-Laser bestrahlt (ca. zwei Minuten pro Punkt). Dabei erwärmt sich das Hirngewebe, die Energieversorgung der Zellen verbessert sich, und weniger Zellen sterben ab.

Ebenfalls neu ist eine Elektrotherapie, die das so genannte Flügelgaumenganglion (Ganglion sphenopalatinum) stimuliert. Dabei handelt es sich um einen Nervenknoten des autonomen (willentlich nicht zu beeinflussenden) Nervensystems im Bereich des Oberkiefers. Spezielle, nach dem Schlaganfall auf Höhe der Backenzähne implantierte Elektroden reizen dieses Ganglion (je nach Zentrum des Schlaganfalls an der rechten oder linken Seite des Kopfes). Dadurch erweitern sich zum Gehirn führende Blutgefäße: Die Sauerstoff- und Nährstoffversorgung des geschädigten Gehirns verbessert sich um etwa 25 bis 40 %.

Nur in einer Klinik, in der alle Abläufe ab der Notaufnahme eines Schlaganfallpatienten gut durchgeplant sind, ist ein rascher Therapiebeginn gewährleistet. Das ist eines der wesentlichen Merkmale der so genannten Stroke-Units (zu deutsch: Schlaganfall-Einheiten), die seit etwa 15 Jahren in größeren Kliniken eingerichtet werden. Trotz des etwas futuristischen Namens sind Stroke-Units zunächst viele helfende und kenntnisreiche Hände sowie erst in zweiter Linie moderne Hightech-Medizin.

Das leistet eine Stroke-Unit:

- schnellstmögliche Durchführung einer Spezialbehandlung zur Auflösung eines Gefäßverschlusses der Gehirnarterien
- Klärung der genauen Ursachen des Schlaganfalls (und deren Behandlung)
- Vorbeugung eines erneuten Schlaganfalls oder einer Vergrößerung des betroffenen Hirnareals
- automatisierte Überwachung von Atem-, Kreislauf- und Stoffwechselfunktionen
- frühestmögliche Mobilisation des Patienten
- fachübergreifende Diagnostik und Therapie

Die Vorteile einer Stroke-Unit im Überblick:

- schnelle Diagnose rund um die Uhr (speziell für Schlaganfälle vorbehaltene Untersuchungsmöglichkeiten wie CT, Angiographie und Ultraschall)
- erprobte Zusammenarbeit zwischen Internisten, Neurologen und Röntgenärzten
- engmaschige Überwachung der Patienten (Atemfunktion, Blutdruck, Puls etc.)
- frühzeitiges Angebot an Reha-Maßnahmen noch in der Akut-Klinik (Krankengymnastik, Sprachübungen, Ergotherapie)

Erkundigen Sie sich z. B. bei Ihrem Hausarzt, Ihrer Krankenkasse oder bei der Deutschen Schlaganfallhilfe, wo sich die nächste Stroke-Unit befindet. Im Notfall können Sie dann die Rettungssanitäter anweisen, diese Klinik aufzusuchen.

Die besten Medikamente für Schlaganfallpatienten

Bei einem leichteren Schlaganfall genügt nach der Akut-Behandlung oft eine anschließende medikamentöse Therapie, z. B. mit Gerinnungshemmern. Damit sollen Rückfälle verhindert werden. Denn leider kommt ein Schlaganfall – ohne entsprechende Behandlung – selten allein. Von 100 Patienten, die einen leichten Schlaganfall hatten und anschließend nicht behandelt wurden, erleiden etwa 30 innerhalb der nächsten drei Monate einen erneuten Apoplex (in einem dann meist erheblich stärkeren Ausmaß).

Als Schlaganfallpatient sollten Sie sich daher eng an die ärztlichen Vorgaben der Medikation halten. Die Therapie kann durch natürliche Maßnahmen sinnvoll ergänzt, aber niemals ersetzt werden.

Der Zweit-Schlaganfall

Wenn Sie einen Schlaganfall erlitten haben, besteht ein hohes Risiko erneut einen Schlaganfall zu erleiden. Hier die Fakten zum „Zweit-Schlaganfall":

- Etwa 80.000 Menschen in Deutschland erleiden jedes Jahr einen erneuten Schlaganfall.
- Innerhalb eines Jahres nach dem ersten Schlaganfall tritt nach Angaben der Deutschen Schlaganfall-Gesellschaft bei 8 bis 15 % der Menschen ein erneuter Schlaganfall auf.
- 5 Jahre nach einem Schlaganfall haben 24 % der Frauen und 42 % der Männer erneut einen Schlaganfall.
- Die Sterblichkeitsrate sowie der Grad der Behinderung sind bei einem Zweit-Schlaganfall größer, da das bereits geschädigte Hirngewebe nicht mehr so belastbar ist. Die gute Nachricht ist allerdings, dass Erst- und Zweit-Schlaganfälle häufig vermieden werden können. Wenn Sie sich nicht sicher sind, welchem Schlaganfallrisiko Sie unterliegen, wenden Sie sich an Ihren Arzt.

Die wichtigsten Medikamente für Schlaganfallpatienten

- **Gerinnungshemmer**
  Einnahmegrund: Blutverdünnung, Verhinderung weiterer Blutgerinnsel
  Wirkstoffbeispiele: ASS, Clopidogrel, Phenprocoumon (Marcumar®), Dabigatran
  Risiken: innere Blutungen

- **Blutdrucksenker**
  Einnahmegrund: Bluthochdruck ist der gefährlichste Schlaganfallrisikofaktor.
  Wirkstoffbeispiele: Beta-Blocker, ACE-Hemmer, Diuretika, Kalzium-Antagonisten
  Risiken (je nach Wirkstoff): Impotenz, Reizhusten, Müdigkeit, Vitalstoffmängel, Herzrhythmusstörungen

- **Blutfettsenker (Statine und Fibrate)**
  Einnahmegrund: Erhöhte Cholesterin- oder Triglyceridwerte fördern eine Arteriosklerose.
  Wirkstoffbeispiele: Atorvastatin, Pravastatin, Simvastatin, Fenfofibrat, Gemfibrozil
  Risiken: Muskelschwund, Muskelschmerzen, Vitalstoffmängel, Kopfschmerzen, Magen-Darm-Beschwerden

- **Antidiabetika**
  Einnahmegrund: Erhöhte Blutzuckerwerte fördern Arteriosklerose.
  Wirkstoffbeispiele: Insulin, Metformin, Glibenclamid, Acarbose, Pioglitazon
  Risiken: Unterzuckerung, Übelkeit, Übergewicht, Kopfschmerzen, Müdigkeit

- **Antiarrhythmika**
  Einnahmegrund: Herzrhythmusstörungen führen zu Blutgerinnseln, die Schlaganfälle auslösen können.
  Wirkstoffbeispiele: Flecainid, Propafenon, Betablocker
  Risiken: Müdigkeit, Erbrechen, Herzrhythmusstörungen, Allergien

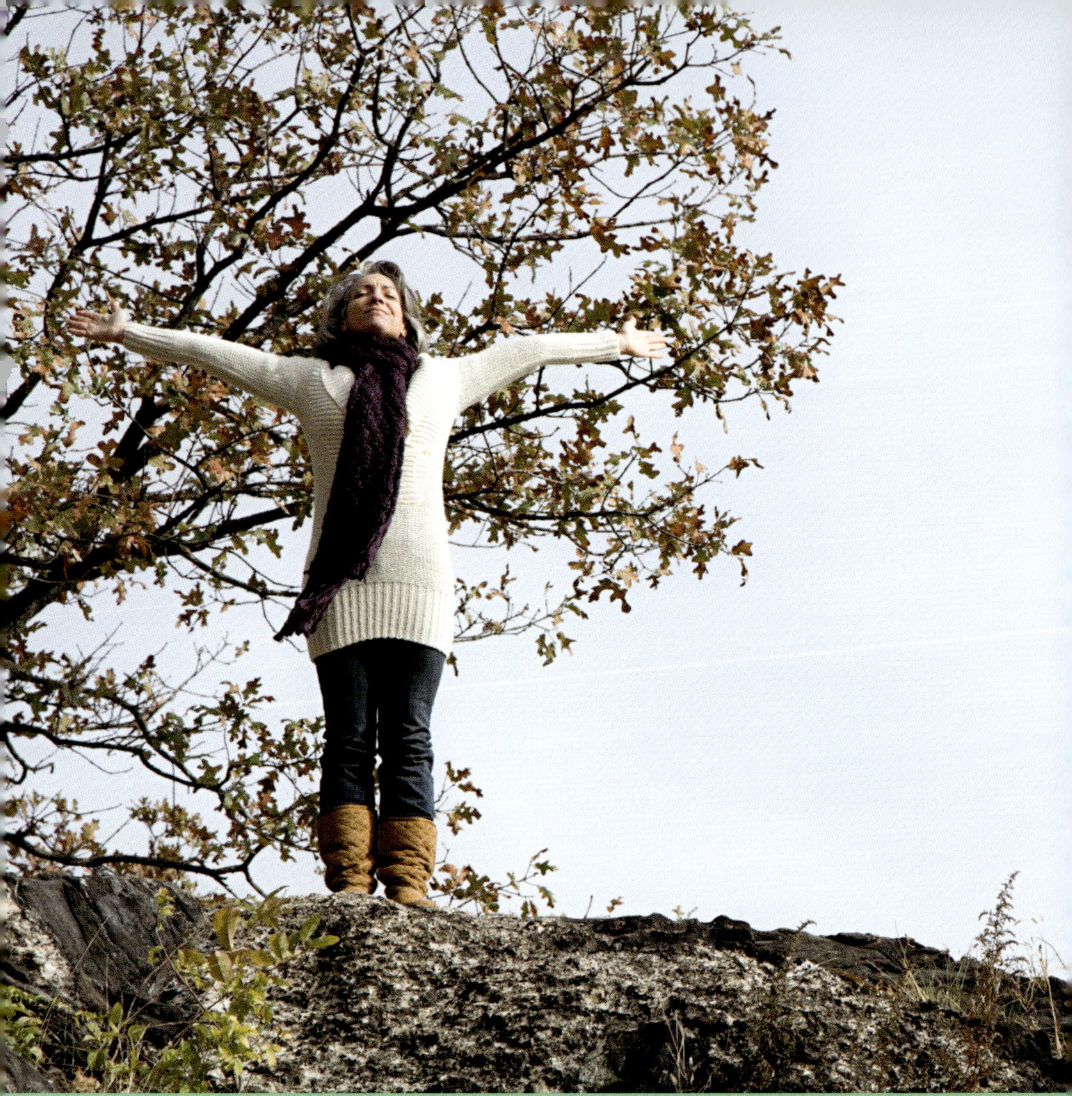

Das Leben nach dem Schlaganfall

Ein Schlaganfall ist ein Ereignis, das Ihr Leben verändert. Es kann Ihre Psyche ebenso betreffen wie körperliche Funktionen. Gefühle der Hilflosigkeit, Frustration, Depression und Apathie sind nicht ungewöhnlich. Eine verminderte Libido und Stimmungsschwankungen sind ebenfalls üblich.

Die Erhaltung Ihres Selbstwertgefühls, Kontakt zu anderen Menschen und Interesse „an der Welt" sind wesentliche Voraussetzungen für Ihre Genesung. Die folgenden Strategien können Ihnen und Ihren Angehörigen helfen:

- **Seien Sie nicht hart zu sich selbst**
  Obwohl es wichtig ist, dass Sie das Beste aus Ihrer Reha machen, akzeptieren Sie auch, dass die körperliche und seelische Genesung hart sein und einige Zeit dauern kann. Ziel ist eine „neue Normalität", feiern Sie deshalb bewusst jeden Fortschritt. Gönnen Sie sich auch Zeit für Ihre Erholung.

- **Gehen Sie aus dem Haus**
  Lassen Sie sich nicht entmutigen, auch wenn Sie sich nur langsam bewegen können und einen Stock, Rollator oder Rollstuhl als Hilfsmittel brauchen. Vor die Tür zu gehen tut Ihnen gut.

- **Schließen Sie sich einer Selbsthilfegruppe an**
  Wenn Sie sich mit anderen Menschen treffen, die ebenfalls die Folgen eines Schlaganfalls bewältigen, können Sie Erfahrungen und Informationen austauschen und neue Freundschaften gewinnen.

- **Teilen Sie Ihrer Familie und Ihren Freunden mit, was Sie benötigen**
  Menschen aus Ihrem Umfeld möchten Ihnen helfen, aber sind häufig unsicher, was das Richtige ist. Lassen Sie Ihre Lieben zum Beispiel wissen, wann sie eine Mahlzeit zubereiten, Sie besuchen oder bei bestimmten Aktivitäten helfen können.

Rehabilitation und Nachsorge: So erlangen Sie Ihre Beweglichkeit zurück

Nach einem Schlaganfall erholen sich die Gehirnfunktionen langsam. Bei einem optimalen Heilungsverlauf ist nach zwei bis vier Wochen beispielsweise wieder normales Gehen möglich. Die Fortschritte zurück in ein selbstständiges Leben können durch ein geeignetes Reha-Programm (vier bis sechs Wochen, ambulant oder stationär) deutlich verbessert werden. Die Therapie nach der Notfallbehandlung konzentriert sich darauf, dass Sie wieder zu Kräften kommen, so viele Funktionen wie möglich wieder hergestellt werden und Sie zu einem selbstbestimmten Leben zurückfinden.

Die Voraussetzung dafür ist aber ständiges und regelmäßiges Üben. Denn nur so bilden sich neue Nervenverknüpfungen, die z. B. für fließende Handbewegungen oder eine klare Sprache sorgen. Abhängig von Ihrem Alter, Ihrem Gesundheitszustand und dem Grad der Behinderung aufgrund des Schlaganfalls wird Ihnen Ihr Arzt ein mehr oder minder strenges Programm empfehlen.

Das sind die wichtigsten Reha-Maßnahmen:

- Physiotherapie (Krankengymnastik, ergänzt durch leichten Sport, Bobath-Training)
- Ergotherapie (feinmotorisches Training, Schreibübungen, Spiegeltherapie, Taubsches Training)
- Logopädie (Sprachtraining)

Auf diesen Erkenntnissen basierend, sind in den letzten Jahren neue Techniken entwickelt worden, die die Erfolgsraten deutlich verbessert haben.

Das Basis-Verfahren ist in Deutschland vor allem das **Bobath-Training** (nach der Physiotherapeutin Berta Bobath, 1907 bis 1991) verbreitet. Ein Teil der Lähmungen nach einem Schlaganfall kommt durch unwillkürliche Muskelkontraktionen

(Spastiken) zustande. Ein Bobath-Therapeut versucht, durch Übungen für die verkrampfte Muskulatur die alten Bewegungsabläufe wieder neu einzustudieren. Dabei unterstützt er die Bewegungen des Patienten aktiv.

In den letzten Jahren sind zudem einige neue Techniken entwickelt worden, welche die Erfolgsraten für die Behandlung nach einem Schlaganfall deutlich verbessert haben:

- **Taubsches Training:** Bei dem von dem US-Neurologen Edward Taub (geb. 1931) entwickelten Programm trainieren Patienten intensiver als bei herkömmlicher Ergotherapie den geschädigten Arm (z. B. indem der gesunde Arm am Körper fixiert wird).
- **Arm-Basis-Training:** Bewegungsabläufe (z. B. das Ergreifen einer Gabel) werden in kleinen Schritten – Gelenk für Gelenk – eingeübt (und nicht wie bei herkömmlichen Verfahren im Ganzen).
- **Visuelles Restitutionstraining (VRT):** Durch ein spezielles Sehtraining, bei dem am Computerbildschirm Lichtpunkte erkannt werden müssen, werden intakte Sehfeldbereiche so trainiert, dass sie nach und nach auch die Aufgaben der ausgefallenen Bereiche übernehmen können.
- **Spiegeltherapie:** Studien mit Schlaganfall-Patienten haben gezeigt, dass die so genannte Spiegeltherapie helfen kann, bestimmte Bewegungen wieder zu erlernen, die durch einen Schlaganfall besonders beeinträchtigt wurden. Bei der Spiegeltherapie führt der Schlaganfall-Patient bestimmte Bewegungen und ergotherapeutische Übungen zum Beispiel mit dem gesunden Arm durch. Dabei betrachtet er sich in einem Spiegel, der direkt vor ihm steht. Durch den Spiegeleffekt gewinnt der Patient den Eindruck, als bewege er den gelähmten Arm. Wissenschaftler haben festgestellt, dass durch diese Vorgehensweise Umbauprozesse im Gehirn in Gang gesetzt werden, die dann die Beweglichkeit des gelähmten Arms tatsächlich verbessern.
- **Lesetraining:** Am Computerbildschirm läuft ein einzeiliger Text von rechts nach links, den die Patienten laut vorlesen sollen. Zeichengröße und Geschwindigkeit lassen sich individuell steuern.

Doch auch komplementäre Methoden erleichtern Schlaganfallpatient die Rückkehr in den Alltag. So wurden im Jahr 2007 an der Universität von Schenjang/China 96 Schlaganfallpatienten zusätzlich zum normalen Reha-Programm mit einer individuell auf ihr Bewegungsproblem abgestimmten Akupunktur behandelt (insgesamt zwölf Sitzungen). Bei ihnen verbesserte sich die Beweglichkeit etwa doppelt so gut wie bei Patienten ohne Akupunktur. Viele Reha-Kliniken bieten inzwischen Akupunktur an. Im ambulanten Bereich müssen Sie die Therapie selbst zahlen (50 bis 80 € pro Sitzung).

Da viele Schlaganfall-Patienten an Gleichgewichtsstörungen leiden, raten ihnen Ärzte oft davon ab, **Yoga-Übungen** zu erlernen. Doch im August 2012 hat eine Studie der Universität von Indiana in Indianapolis/USA gezeigt, dass die Körperübungen den Gleichgewichtssinn stärken und die Patienten so vor Stürzen bewahren können. 37 Patienten absolvierten 32 Yoga-Stunden unter der Anleitung einer erfahrenen Lehrerin, die den Schwierigkeitsgrad an die Möglichkeiten der Schlaganfallpatienten anpasste. Die Probanden in zwei gleich großen Kontrollgruppen hörten lediglich entspannende Musik oder erfuhren keine besondere Betreuung. Im Vergleich zu diesen Gruppen verbesserte Yoga das Gleichgewicht um etwa 45 %. Die Patienten hatten außerdem weniger Angst vor Stürzen und fühlten sich im Alltag sicherer.

Als Schlaganfallpatient sollten Sie nach der Reha-Behandlung aktiv bleiben. Yoga ist ideal, um auch noch viele Monate nach dem Schlaganfall Fortschritte zu erzielen. Die Übungen sollten jedoch auf Ihre körperlichen Beeinträchtigungen abgestimmt sein und beispielsweise zunächst im Sitzen oder Liegen erfolgen.

Gleichgewicht und Beweglichkeit lassen sich auch sehr gut mit speziellen Tai-Chi-Übungen trainieren, die Sie am besten in einem Kurs erlernen. Drei einfache Übungen für Einsteiger finden Sie im Kasten rechts.

Tai-Chi-Übungen verbessern Ihr Gleichgewicht

1. Den Affen vertreiben

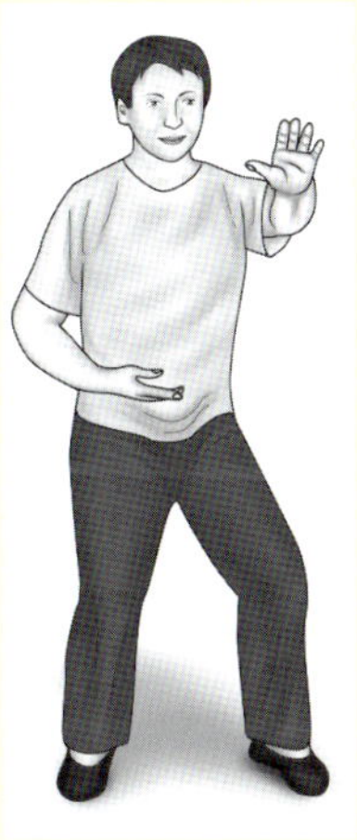

Ihre Füße stehen schulterbreit auseinander, die Knie sind leicht gebeugt. Die rechte Hand liegt mit der Handfläche nach oben vor dem Bauchnabel. Führen Sie die linke Hand hinter den Kopf und schieben Sie sie langsam nach vorn.

Danach wechseln Sie die Hand. Wiederholen Sie die Übung etwa 10- bis 15-mal.

2. Den Spatz fangen

Sie stehen in Schrittstellung, der vordere rechte Fuß zeigt nach

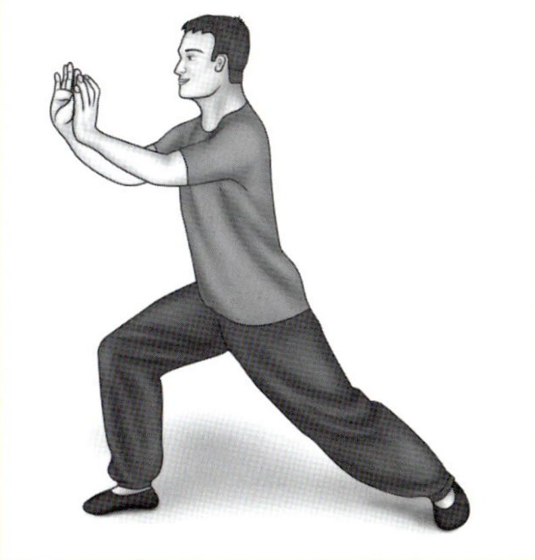

vorn, der hintere linke Fuß nach links. Die Arme hängen locker seitlich am Körper herab. Nun schwingen Sie in einer langsamen bogenförmigen Bewegung beide Arme gleichzeitig nach vorn – so als wollten Sie mit den nach vorn geöffneten Händen einem vorbeifliegenden Vogel folgen. Die Hände bleiben etwa auf Kinnhöhe und gehen dann in die Ausgangslage zurück.

Danach wechseln Sie die Fußstellung. Wiederholen Sie auch diese Übung 10- bis 15-mal.

3. Den Mond halten

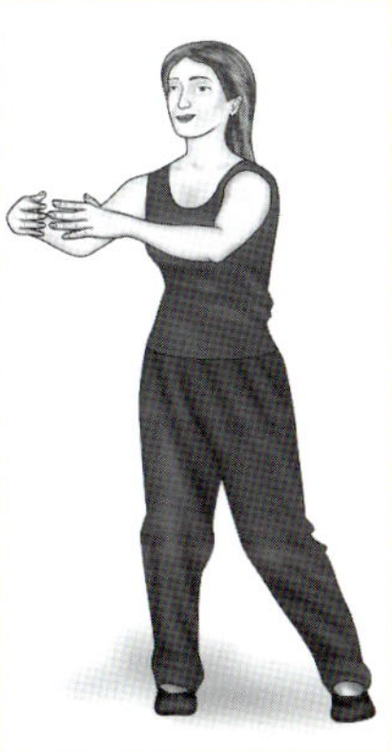

Die Füße stehen schulterbreit auseinander. Mit den Händen halten Sie einen imaginären Ball vor der Brust; die Arme sind dabei leicht angewinkelt. Nun drehen Sie den Oberkörper zuerst nach rechts. Dabei verlagern Sie das Gewicht auf Ihr rechtes Bein.

Danach gehen Sie wieder in die Ausgangsstellung zurück und wechseln jetzt die Drehrichtung. Drehen Sie sich insgesamt 10-mal nach links und 10-mal nach rechts.

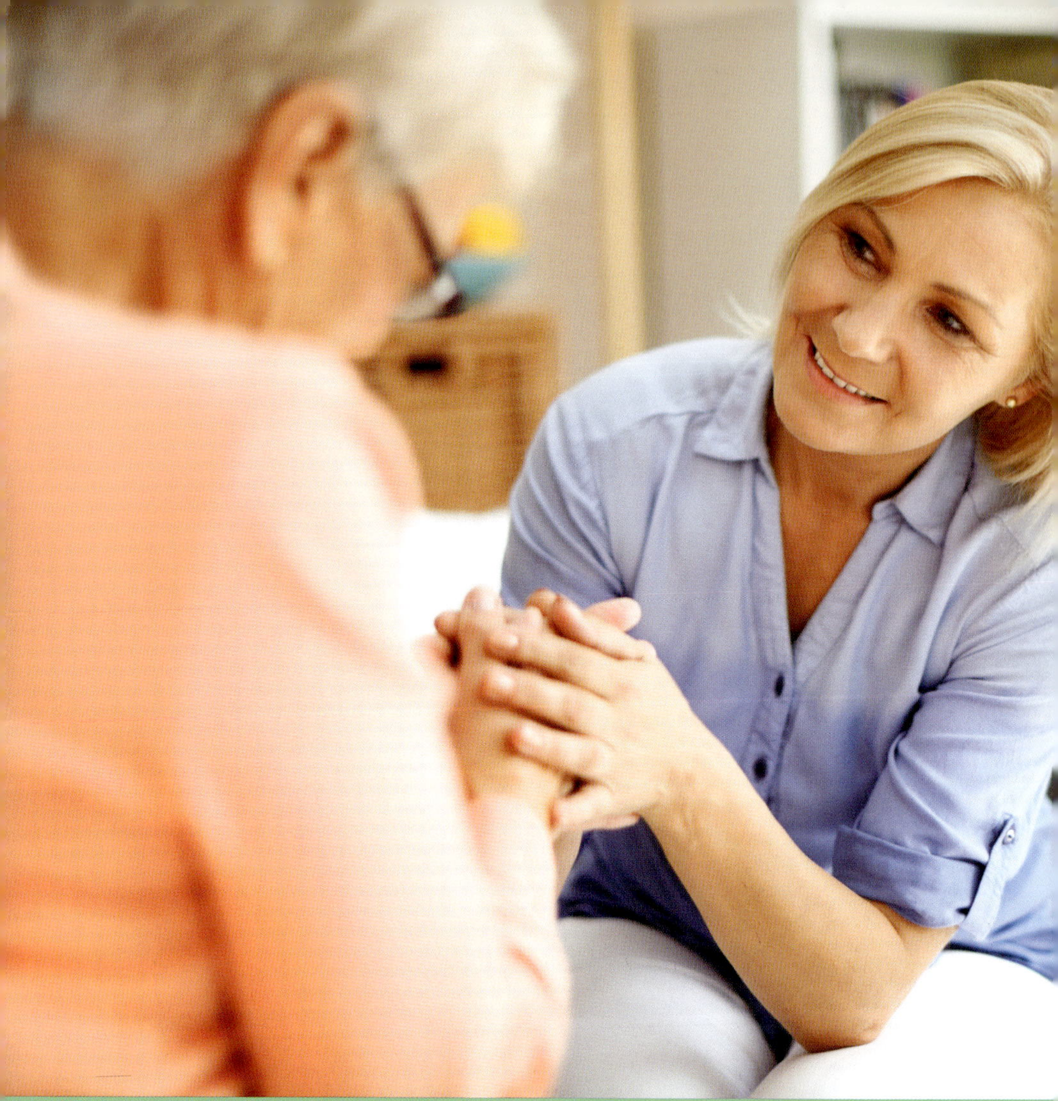

Der richtige Umgang mit Schlaganfallpatienten

Auch die Angehörigen eines Schlaganfallpatienten stellt das Ereignis vor neue Herausforderungen. Beispielsweise kann ein eingeschränktes Sprachvermögen die Kommunikation erschweren. Sprechen Sie dennoch auch weiterhin normal mit dem Patienten (und nicht in einer Art bemutternder „Kindersprache"), und geben Sie ihm Zeit, seine Wünsche zu äußern. Viele Patienten leiden außerdem an depressiven Störungen. Sprechen Sie mit Ihrem Angehörigen über die Veränderungen in seinem Leben, und ermutigen Sie ihn, eventuell psychologische Hilfe in Anspruch zu nehmen. Schlagen Sie ihm gemeinsame Unternehmungen vor. Drängen Sie den Patienten jedoch nicht zu Aktivitäten, die er ablehnt. Geben Sie ihm Zeit, und motivieren Sie ihn, indem Sie seine Fortschritte loben. Dann kehrt auch bald die gemeinsam empfundene Lebensfreude wieder zurück.

Hier erhalten Sie Rat und Hilfe bei einem Schlaganfall:

Allgemeine Informationen:

Stiftung Deutsche Schlaganfall-Hilfe
Carl-Miele-Str. 210
33311 Gütersloh
Tel.: 05241/97 70-0
Fax: 05241/97 70-7 77
www.schlaganfall-hilfe.de

Eine Liste der Stroke-Units finden Sie unter dem Menüpunkt „Notfallwissen" auf der Internetseite.

Kompetenznetz Schlaganfall
Charité Campus Mitte
Charitéplatz 1
10117 Berlin
Tel.: 030/4 50 56 01 45; Fax: 030/4 50 56 09 45
www.kompetenznetz-schlaganfall.de

Selbsthilfegruppen:

Selbsthilfeverband Schlaganfallbetroffener
Neugartenstr. 30 c
65843 Sulzbach/Taunus
Tel. und Fax: 06196/7 21 30

Ärzteverbände:

Deutsche Schlaganfall-Gesellschaft
Reinhardtstr. 14
10117 Berlin
Tel.: 030/5 31 43 79-31; Fax: -39
www.dsg-info.de

Deutsche Gesellschaft für Orthomolekulare Medizin (DGOM)
Königstr. 29
53115 Bonn
Tel.: 0228/92 12 90 52
www.dgom.de

Reha-Behandlungen:

Deutscher Verband der Ergotherapeuten
Becker-Göring-Str. 26/1
76307 Karlsbad-Ittersbach
Tel.: 07248/91 81-0; Fax: -71
www.dve.info

Vereinigung der Bobath-Therapeuten Deutschlands
c/o IMV GmbH
Karlstraße 30
44575 Castrop-Rauxel
Tel.: 02305/54 97 52-5; Fax: -4
www.bobath-vereinigung.de

Deutscher Bundesverband für Logopäden
Augustinusstr. 11a
50226 Frechen
Tel.: 02234/3 79 53-0; Fax: -13
www.dbl-ev.de

Deutscher Dachverband für Qigong & Tai-Chi
Am Leinekanal 4
37073 Göttingen
Tel.: 0551/2 01 99 00
www.ddqt.de

Für Ihre Notizen